LE DOGME

DU

SECRET MÉDICAL

(ESSAI DE RÉFUTATION)

Étude de Médecine légale

D'Hygiène sociale et de Morale professionnelle

PAR

Le Docteur J. Th. DUPUY

DE LA FACULTÉ DE MÉDECINE DE PARIS

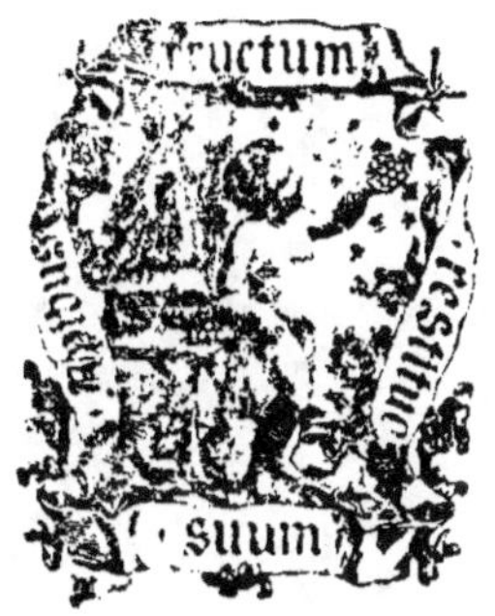

PARIS

SOCIÉTÉ D'ÉDITIONS SCIENTIFIQUES ET LITTÉRAIRES

F. R. DE RUDEVAL ET Cⁱᵉ

4, RUE ANTOINE DUBOIS (VIᵉ)

1903

LE DOGME

DU

SECRET MÉDICAL

(ESSAI DE RÉFUTATION)

LE DOGME

DU

SECRET MÉDICAL

(ESSAI DE RÉFUTATION)

Étude de Médecine légale
d'Hygiène sociale et de Morale professionnelle

PAR

Le Docteur J.-Th. DUPUY

DE LA FACULTÉ DE MÉDECINE DE PARIS

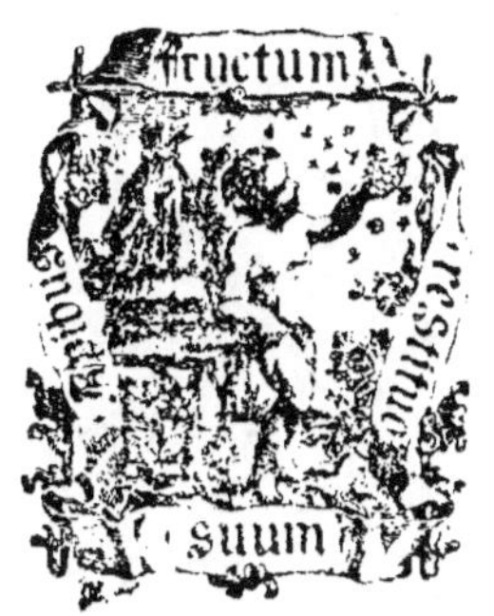

PARIS

4, Rue Antoine Dubois (VIᵉ)

1903

AUX HOMMES DE LOI

INTERPRÈTES DES CODES
ET RÉDACTEURS DE VERDICTS:

A TOUS LES MÉDECINS

PRATICIENS DE CLIENTÈLES BOURGEOISES
CONSIDÉRABLES ET CONSIDÉRÉES;

A MONSIEUR BROUARDEL,

PROFESSEUR DE MÉDECINE LÉGALE
ANCIEN DOYEN DE LA FACULTÉ DE MÉDECINE DE PARIS
LEUR MAITRE TRÈS ECOUTÉ :

*Nous dédions ces pages de libre examen
et de libres paroles.*

Dr J. D.

LE DOGME

DU

SECRET MÉDICAL

(ESSAI DE RÉFUTATION)

I

Les idées que nous nous proposons de développer dans les pages suivantes seront honnies, nous le savons, de la grande majorité du monde médical. Encore que sur aucun point particulier il n'y ait guère de pensée, dont nous nous faisons l'adepte, qui n'ait été antérieurement plus ou moins formulée, nous dénonçons comme une sinistre erreur pratique un ordre de choses depuis longtemps établi par l'usage et ayant reçu la consécration de la loi. Nous rompons droit en visière avec les plus considérables augures : notre obscurité peut paraître téméraire de s'attaquer ainsi aux préceptes des Dechambre, des Brouardel, pour ne citer que l'oracle d'hier et celui d'aujourd'hui.

Et nous tenons à déclarer dès maintenant que nous nous n'avons rien de personnel à défendre ou à élucider, si ce n'est le *Sens du Juste*. Depuis huit ans passés que la Faculté de Médecine de Paris nous investit du titre de Docteur, nous n'eûmes jamais à hésiter en pratique sur ce que nous pouvions et devions livrer à autrui du secret de nos malades ou sur ce que nous devions taire. Notre conduite fut-elle toujours exempte de reproches? nous n'en savons rien ; jamais personne ne nous fit une réflexion quelconque.

La lecture des ouvrages de Déontologie, entreprise par le hasard des circonstances, nous a seule conduit à disserter sur cette question. Nous avons été littéralement ébahi des opinions exposées, des conseils donnés par quelques auteurs réputés maîtres en la matière.

Notre prétention peut paraître encore augmentée de ce fait que nous n'hésitons pas, avec une très mince expérience personnelle, à porter sur le terrain de la polémique certaines questions déjà très étudiées et résolues par les autorités médico-légales et les magistrats. Nos solutions sont en tout différentes des leurs. Les magistrats seront toujours de mauvais juges en affaires médicales. La médecine est une chose tellement à part, tellement *sui generis*, surtout dans la société où nous vivons, avec l'évolution quotidienne de celle-ci et les progrès incessants de celle-là, que pour trancher les questions de rapports de médecins à médecins, de médecins à malades, de médecins à collectivités, de médecins à gouvernements, il faut avoir « l'esprit médical », chose très particulière, un peu difficile à définir, mais très-nettement conçue de ceux qui la possèdent, que seules peuvent donner des études complètes et la pratique de la carrière. Les magistrats procèdent par analogies, par comparaisons, par compulsations de faits, de textes et de verdicts : nous ne connaissons pas un de leurs arrêts qui n'ait choqué notre esprit de justice par leur ensemble ou quelques-uns de leurs détails. Les militaires ont une justice à part : depuis quelque temps on s'en plaint ; mais ils défendent ferme leur système. Les médecins devraient avoir aussi leurs juges parmi leurs pairs pour les questions professionnelles : elles nous semblent en elles-mêmes autrement compliquées et délicates qu'un manque de soumission envers un chef ou même une affaire d'espionnage. Nous tenons à faire remarquer pour ceux qui voudraient mal comprendre notre pensée que nous ne parlons de l'importance ni des unes, ni des autres.

Mais, dira-t-on, les médecins légistes remplissent presque cet office en ajoutant leur compétence professionnelle au savoir juridique des hommes de loi. Eh bien, à notre avis, et depuis quelque temps surtout, les médecins légistes spécialisés deviennent aussi juristes que les magistrats : du reste leur instruction scientifique peut être insuffisante dans une foule de cas particuliers : les conclusions qu'ils déposèrent dans une récente et douloureuse affaire nous en sont un suffisant témoignage.

Peut-être ces réflexions sont-elles hors de propos. Nous avons dit pourquoi nous récusons en général l'autorité des magistrats qui ont écrit sur le Secret Médical, et si nous infirmons les avis de la plupart de nos déontologues, c'est que ceux-ci nous ont paru bien souvent trop préoccupés des intérêts de leurs clients, auxquels ils en immolent sans remords une foule d'autres : les intérêts de leurs clients sont les leurs propres, un peu, beaucoup... quel est le mobile : dévouement ou égoïsme ?... Ceux qui ne discutent pas invoquent l'article 378 du Code pénal : « *Les médecins, chirurgiens et autres officiers de santé, ainsi que les pharmaciens, sages-femmes et toutes les autres personnes, dépositaires, par état ou profession, des secrets qu'on leur confie, qui, hors les cas où la loi les oblige à se porter dénonciateurs, auront révélé ces secrets, seront punis d'un emprisonnement d'un mois à six mois et d'une amende de 100 à 500 fr.* »

Cet article du Code pénal a de prime abord l'air d'imposer un devoir, de contraindre sous peine de la sanction édictée. Nous, nous le considérons comme un privilège : les médecins essayèrent d'abord de s'arroger ce privilège par l'usage. La profession a toujours comporté une certaine discrétion recommandée par tous les ouvrages anciens et modernes. Dans un temps où la science médicale n'existait pas, alors que ce que désignait ce nom pompeux n'était qu'un chaos de monstrueuses erreurs, dont quelques éléments de vérité avaient de la peine à se dégager, et ces temps sont à peine d'hier, on avait intérêt, croyons-nous, à affermir le dogme du secret ; il était providentiel pour l'ignorance ; tous les ignorants ne furent pas et ne sont pas encore aujourd'hui des charlatans ; on fit tant et si bien que le législateur y apposa son sceau sous la forme énoncée ci-dessus : concession de corporation à corporation, légitimation de privilège.

Il y a loin de l'article 378 à l'esprit de discrétion recommandé dans le Serment d'Hippocrate : « Je jure par Apollon médecin, par Esculape, par Hygie et Panacée, etc., etc...

Je mettrai mon maître de médecine au même rang que les auteurs de mes jours . . . . . .

. . . .

. . . . quoi que je voie ou entende dans la société pendant l'exercice de ma profession, je tairai ce qui n'a jamais besoin d'être divulgué, regardant la discrétion comme un devoir en pareil cas.

Si je remplis ce serment sans l'enfreindre, qu'il me soit donné... etc., etc. »

Taire ce qui n'a jamais besoin d'être divulgué et regarder la discrétion comme un devoir nous semble un précepte tellement naturel que pas n'est besoin d'un article de loi pour l'imposer spécialement au corps médical, lorsqu'un individu quelconque, de profession quelconque, en fait toujours sa règle de conduite ordinaire, quand il possède la moindre délicatesse naturelle. Cette formule est marquée du grand cachet de libéralisme qui caractérise toutes les œuvres de la belle époque de l'hellénisme. Plus tard les sociétés deviendront pires, les médecins n'auront pas tous la science et la sereine conscience de l'auteur des Aphorismes ; les uns verront dans le secret un refuge de leur manque de clairvoyance, les autres une garantie de la non divulgation de leurs turpitudes. Aussi tous ceux qui écrivent ultérieurement sur ce sujet sont-ils autrement impératifs et intransigeants. Cicéron commence à édicter la sanction du renoncement aux droits et bénéfices de la profession : « Medici qui thalamos et tecta aliena subeunt, multa tegere debent *etiam læsi, quamvis sit difficile tacere cùm doleas* ».

Pendant la décadence de l'Empire romain, où la législation et l'application des lois sont livrées à l'arbitraire des puissants du jour, il n'est pas rare de voir des médecins tués, empoisonnés ou livrés aux bêtes, lorsque leurs trop puissants clients jugent quelque peu lourd le secret de leurs maladies.

Le Moyen-Age assimile le médecin au confesseur : « Quemadmodum animorum medici, nempe confessarii, tenentur animi morbos quibus eorum ægri detinentur silentio tegere, sic et medici qui corporis morbis medentur, eos qui corporis sui afficiuntur, non debent, si patefacere eos non expediat, propalare ».

La Faculté de Médecine de Paris, à l'article 19 de la Réformation de ses Statuts en 1599, à l'art. 77 de ses Statuts de 1761, inscrivit : « Ægrorum arcana visa, audita, intellecta eliminet nemo ».

En 1810, l'article 378 du Code pénal fut la conséquence naturelle et le digne couronnement des tendances antérieures.

Privilège, avons-nous dit, réclamé par l'ignorance d'une part, accordé et imposé comme une contrainte par les préjugés et les vices honteux de l'autre part.

Sous l'antiquité païenne les maladies étaient considérées comme des châtiments des Dieux : l'on conçoit jusqu'à un certain point la répugnance des individus à faire connaître parmi leurs concitoyens les défaveurs dont ils étaient frappés de la part de l'Olympe. Le christianisme tâcha d'affermir cette croyance de punition divine autant qu'il fut en son pouvoir ; du reste, si l'antiquité eut ses esclaves qui étaient hors la société, et partant hors la discrétion médicale, le Moyen-Age ne réclama le silence que pour les plus privilégiés des membres de ses diverses agglomérations sociales. Quelques arrêtés des Parlements sont absolument édifiants à cet égard : telle cette sentence, citée par Tourdes, du bailliage criminel d'Evreux, du 14 août 1747, confirmée par un arrêt du Parlement de Rouen du 8 novembre de la même année, condamnant à six années d'interdiction, à seize livres d'amende, à mille livres de dommages et intérêts, à faire publiquement amende honorable, un chirurgien, qui, dans une réclamation d'honoraires, adressée à un dignitaire du chapitre d'Evreux, avait déclaré que ses soins avaient été donnés pour une maladie vénérienne, indiquée sous un nom populaire, et qu'il avait voulu vainement ensuite, en se rétractant, faire passer pour une affection scorbutique.

Le traitement des véroles des dignitaires ecclésiastiques était chose peu rémunératrice au siècle dernier, et nous eussions pour notre part préféré n'avoir que des ribaudes comme clientes !

Au point de vue historique il y a une curieuse et constante contradiction à l'observance, prétendue si exacte de la part des médecins, du serment hypocratique, des statuts de la Faculté et de l'article 378 du Code pénal. C'est la notoriété publique de la nature des maladies des potentats. Nous ne pensons pas que les descendants des grandes maisons aient jamais eu l'idée de poursuivre les historiens, ni de les forcer à dire d'où ils tenaient leurs documents. Cela tient à ce que naturellement aucune idée de honte ne s'attache au fait de la maladie. Celui qui est appelé auprès des malades aura souvent, pour ne pas dire toujours, à constater en même temps que le mal lui-même quelques faiblesses peu glorieuses de la nature humaine c'est là la seule chose, blessante pour son client, que sa discrétion naturelle saura discerner et taire. Il ne faut rien moins que la corruption des anciennes civilisations et les vices des vieilles sociétés pour attacher une importance quelconque à la divulgation du diagnostic d'un mal dont souffre un membre d'une famille. Et pourtant jusqu'où n'a-t-on pas poussé cette exagération ?

L'histoire suivante met nettement à point l'état des choses actuel : nous en empruntons l'exposé au livre si richement documenté de M. Brouardel : Le *Secret Médical*.

Le 13 décembre 1884, M. le docteur Watelet

adressait au journal le *Matin* la lettre suivante :

« Monsieur le Directeur du *Matin*.

» Monsieur.

» Dans le *Voltaire* de ce jour. 13 décembre, à propos de la mort de M. Bastien Lepage. on parle d'une consultation qui aurait eu lieu. il y a plus d'un an. entre les docteurs Potain. Alfred Fournier, Marchand et votre serviteur. laquelle consultation aurait eu pour conclusion l'impossibilité d'intervenir chirurgicalement.

» Le même journal déclare également que le climat d'Alger a dû *activer* le développement de la maladie. *sans doute* à cause de la chaleur.

» Ces deux allégations sont fausses, et je vous demanderai la permission d'y répondre comme c'est mon droit.

» Pendant près de dix années j'ai été le confident et le médecin de Bastien-Lepage. et. à ses derniers moments. à son retour d'Alger. une coterie infâme m'a écarté de son chevet. après avoir persuadé à sa pauvre mère, à son frère. que je l'avais envoyé mourir là-bas. pour décharger sans doute ma responsabilité.

» Cette imputation déloyale m'oblige à rétablir les faits. et je suis sûr qu'en cette circonstance je ne serai démenti par aucun des maîtres. dont je m'étais entouré dans l'intérêt de mon pauvre ami.

» Il y a vingt mois. en mai 1883. je constatais chez mon ami une tumeur du testicule gauche.

Immédiatement je fis venir en consultation M. le
Dr Marchand, chirurgien des hôpitaux, professeur
agrégé de la Faculté de Paris. M. le professeur
Alfred Fournier, pour lequel Bastien semblait avoir
une grande prédilection comme médecin consultant. Une opération radicale fut décidée, et la
tumeur fut enlevée par M. Marchand. Je l'assistai,
M. le professeur Fournier voulut bien administrer
le chloroforme.

» L'examen de la tumeur fut confié à M. le
Dr Malassez, préparateur au collège de France, et
il déclara que la nature cancéreuse ne laissait aucun
doute ; que la mort était certainement à courte
échéance.

» Les suites de l'opération furent heureuses.
Bastien partit à la mer, passa l'hiver à Damviller
et revint à Paris au mois de mars 1884, très affaibli,
souffrant de tout le ventre, et désirant aller à Alger,
guérir ses rhumatismes, comme il disait.

» À cette époque, je fis venir en consultation
mon maître, M. le professeur Potain, qui conseilla
vivement ce voyage.

» Il partit. Je ne l'ai plus revu. Voilà les faits.

» Il est nécessaire, dans l'intérêt de la vérité,
plus encore que pour me laver d'accusations infâ-
mes et mensongères, qu'on sache bien que la
maladie était bien définie et de nature cancéreuse ;
que les sommités médicales et chirurgicales ont
conclu à une opération terrible, la castration, opération qui ne pouvait être que palliative et accorder
au maximum deux années d'existence, que la

récidive était prévue. le cancer devant se reproduire
fatalement dans l'intestin ou dans les reins.

» Enfin. que le climat d'Alger. si incriminé
auprès de la famille, ne pouvait avoir, de l'avis du
Dr Potain. la mauvaise influence qu'on lui a prêtée.

» Mon pauvre ami devait fatalement mourir, et
ni mon dévouement, ni la science ne pouvaient le
sauver.

» Recevez. Monsieur le Directeur, l'assurance
de ma considération distinguée.

» Dr WATELET. »

« Il suffit de lire la lettre, dit M. Brouardel,
pour voir que l'intention de nuire n'existe certainement pas. Le Dr Watelet n'est mû par aucun
mobile d'ordre intérieur, il s'est cru blessé dans son
honneur professionnel, il a protesté et rétabli les
faits tels qu'ils s'étaient passés.

» Poursuivi par le ministère public pour « avoir
adressé à un journal, sur les causes de la mort de
l'un de ses clients. une lettre destinée à la publicité
et dévoilant un ensemble de faits secrets par leur
nature et dont il n'avait eu connaissance qu'en
raison de sa profession », M. le Dr Watelet fut
condamné en première instance à 100 fr. d'amende;
la condamnation fut confirmée par la cour le 5
mai 1885 et par la Cour de cassation le 18 décembre
1885.

» Ce dernier arrêt fixant la doctrine, mérite de
nous arrêter.

. » M. le Dr Watelet motivait son pourvoi d'abord

sur l'absence d'intention de nuire, considérée jusque-là comme constitutive du délit.

» M. le conseiller Tanon, rapporteur, rappelle d'abord que la loi punit un certain nombre de délits qui n'impliquent par eux-mêmes aucune intention de nuire (imprudence, négligence, inobservation des règlements).

» Puis il recherche si dans les arrêts antérieurs de la Cour de cassation l'intention de nuire a été requise pour le délit spécial de révélation de secret. Il cite un arrêt de 1830, et enfin il entre dans la discussion du texte légal et des considérations invoquées par les rapporteurs, et l'interprétant tout différemment d'un autre juriste, M. Hémar, il ajoute :

» Il semble bien résulter de là que le législateur ne fait aucune distinction entre les révélations, selon l'intention qui les a dictées, et cette pensée est aussi conforme au texte même de l'article, qui n'affranchit le révélateur de la sanction pénale qu'il édicte qu'en un cas, *celui où la loi l'oblige à se porter dénonciateur*.

» Dans l'espèce qui vous est soumise, le Dr Watelet a fait la révélation qui lui est imputée, non pas, il est vrai, dans l'intention de nuire, mais dans un but d'intérêt personnel, de défense personnelle, si l'on veut, et pour répondre à certains reproches d'impéritie qu'il supposait lui être adressés. Il n'importe. Il a fait cette révélation volontairement, c'est-à-dire librement : c'est le premier élément de l'incrimination pénale. Il l'a faite avec connaissance. Il a eu la conscience de l'acte tel qu'il est déterminé par la loi. c'est-à-dire qu'il a su qu'il révélait un fait confidentiel de sa nature et qu'il n'avait appris que dans l'exercice de sa profession. C'est le second élément de l'incrimination ; c'est l'élément intentionnel.

» Que, si, donnant en principe à cet élément une base moins large, on voulait prendre en considération. dans quelque mesure, le caractère préjudiciable de l'acte. on le trouverait ici. Si en effet, le Dr Watelet a agi dans un but d'intérêt personnel et de défense. et s'il n'a pas eu l'intention directe de nuire, il n'en a pas moins eu la conscience du préjudice que son acte pouvait occasionner : et conscience du préjudice individuel ou social d'une action prévue par la loi pénale suffirait dans le cas à caractériser l'intention coupable.

» Vous estimerez peut-être. dans ces circonstances. que le demandeur a commis le délit qui lui est imputé, volontairement et avec intention, et que l'arrêt attaqué a fait. de ce chef, une juste appréciation de la loi. »

» M. Watelet présentait un second moyen à l'appui de son pourvoi. Il disait que les faits qu'il était censé avoir révélés étaient connus du public, et qu'il n'y avait donc pas de secret, par suite, pas de révélation.

» M. Tanon répond ainsi à ce deuxième argument :

» Les faits secrets de leur nature tomberont

donc sous l'application de l'article 378; mais la divulgation plus ou moins complète qui viendrait à en être faite par d'autres voies au public relèverait-elle le médecin, l'avocat, de l'obligation du secret? Nous avons de la peine à l'admettre.

» Et d'abord que sera le genre de notoriété qui fournira cette excuse au médecin! De simples bruits dans le public ou quelques nouvelles de presse suffiront-ils? Faudra t-il que tous les récits s'accordent? Et si les faits sont contestés ou présentés au public d'une manière différente, devront-ils être encore considérés comme suffisamment divulgués?

» Il serait difficile dans le système du pourvoi, de préciser le caractère que devrait avoir la notoriété des faits pour affranchir le révélateur des peines portées par l'article 378.

» Mais cette notoriété, quels qu'en soient le caractère et le degré, ne saurait, semble-t-il, avoir cet effet. Quelle qu'elle soit, le témoignage du dépositaire du secret viendra toujours y ajouter quelque chose. Il transformera toujours en un fait certain et avéré ce qui n'avait été jusqu'alors qu'un fait, peut-être divulgué, mais livré à la controverse.

» La révélation du secret professionnel, outre qu'elle constitue un manquement à un devoir étroit, ne sera jamais indifférente, même dans le cas où le fait aurait été l'objet, non simplement de bruits, de nouvelles, de commentaires dans le public ou les journaux, mais d'une divulgation en quelque sorte officielle. Est-ce qu'un avocat pourra, après la condamnation de son client, qui aura protesté jusqu'au bout de son innocence, révéler l'aveu qu'il lui aurait fait de sa culpabilité?

» Est-ce qu'après des débats en séparation de corps qui auraient révélé une maladie honteuse chez l'un des époux, le médecin serait autorisé à confirmer ce fait, dans le public, par le poids d'un témoignage qu'on n'aurait pas reçu en justice?

» Il semble qu'en principe la notoriété du fait, quel qu'en soit le caractère, ne puisse relever le médecin, l'avocat du secret professionnel. »

» La Cour de cassation a adopté les opinions exposées par son rapporteur, et elle a rendu l'arrêt suivant :

« La Cour, etc...

Sur le premier moyen tiré de la violation de l'article 378 du Code pénal en ce que l'intention de nuire n'aurait pas été établie à la charge du prévenu ;

Attendu que l'article 378 du Code pénal punit d'un emprisonnement d'un mois à six mois et d'une amende de 100 francs à 500 francs, les médecins, chirurgiens et autres officiers de santé, ainsi que les pharmaciens, les sages-femmes et toutes autres personnes dépositaires par état ou profession des secrets qu'on leur confie, qui, hors les cas où la loi les oblige à se porter dénonciateurs, auront révélé ces secrets ;

Attendu que cette disposition est générale et absolue et qu'elle punit toute révélation du secret professionnel, sans qu'il soit nécessaire d'établir à la charge du révélateur l'intention de nuire ;

Que c'est là ce qui résulte tant des termes de la prohibition que de l'esprit dans lequel elle a été conçue ;

Attendu qu'en imposant à certaines personnes, sous une sanction pénale, l'obligation du secret, comme un devoir de leur état, le législateur a entendu assurer la confiance qui s'impose dans l'exercice de certaines professions et garantir le repos des familles qui peuvent être amenées à révéler leurs secrets par suite de cette confiance nécessaire.

Que ce but de sécurité et de protection ne serait pas atteint si la loi se bornait à réprimer les révélations dues à la malveillance, en laissant toutes les autres impunies ;

Que le délit existe dès que la révélation a été faite avec connaissance indépendamment de toute intention de nuire ;

Sur le deuxième moyen tiré de la violation des articles 378 du Code pénal et 7 de la loi du 20 avril 1880, en ce que l'arrêt attaqué aurait omis de répondre à des conclusions sur lesquelles il était articulé que les faits dont la publication était imputée au demandeur avaient été divulgués dès avant cette publication, et qu'il n'y avait point eu dès lors de révélation de secret ;

Attendu que ce moyen manque en fait : qu'aucunes conclusions n'ont été prises par le demandeur de ce chef :

Que celles mêmes qui auraient été, d'après sa prétention, déposées par son coprévenu, n'existent point en minute, et que le jugement, ni l'arrêt n'en font aucune mention ;

Attendu d'ailleurs qu'il résulte de l'arrêt attaqué et du jugement dont l'arrêt a adopté les motifs, que Watelet, en adressant au Journal *Le Matin*, sur les causes de la mort de Bastien-Lepage et les circonstances de sa dernière maladie, une lettre destinée à la publicité et insérée, conformément à ses intentions, dans le numéro du 13 décembre, a révélé au public un ensemble de faits secrets par leur nature, et dont il n'avait eu connaissance qu'à raison de sa profession, alors qu'il traitait Bastien-Lepage en qualité de médecin ;

Que, par cette constatation souveraine de fait, l'arrêt attaqué aurait suffisamment répondu aux articulations du demandeur, à supposer qu'elles eussent été formulées dans des conclusions régulièrement prises ;

Et attendu d'ailleurs que l'arrêt est régulier :

Pour ces motifs :

Rejette le pourvoi du Dr Watelet contre l'arrêt de la Cour d'Appel de Paris, chambre correctionnelle du 5 mai 1885 ».

M. Brouardel appelle cela la fixation de la doctrine ! Il est évident que le raisonnement du rapporteur, M. le conseiller Tanon, est d'une précision de logique remarquable ; ce qui prouve, selon nous, qu'avec un mauvais article de loi, des mots, et des « attendu que », on peut découvrir un délit dans l'action la plus anodine du premier venu. « Donnez-moi trois mots écrits de la main d'un homme, disait M. de Talleyrand, et je me charge de le faire pendre ». N'était-il pas ministre lors de l'élaboration du Code pénal ?

Car l'on se demande en vain en quoi la lettre du Dr Watelet était délictueuse. Que pouvait-il importer au ministère public que Bastien-Lepage fût mort d'un cancer ou d'autre chose ? La famille du décédé trouvait-elle honteux ou préjudiciable qu'il ait eu à subir la castration ? Sans doute le malade n'avait pas commandé son cancer ; et quand il s'agit de mourir, que ce soit de cela, de ceci, d'une pneumonie, d'une méningite, d'une hémorrhagie ou d'un stupide accident, le résultat est identiquement le même.

Le Dr Watelet, publiquement attaqué et calomnié, se défendait en établissant une vérité prouvée : il avait raison ; on est tenté de croire que les magistrats qui le condamnèrent voulurent inspirer une sainte terreur au médecin de leurs foyers, dont ils redoutaient les bavardages : avaient-ils peur ou étaient-ils en puissance de ce qu'ils appellent « une maladie honteuse » ? Cyrano trouvait honteuses les proportions de son nez : les magistrats de la Cour de Cassation pourraient-ils nous dire si son médecin aurait encouru une condamnation en tenant des propos publics à son sujet ?

II

Nous sommes ainsi amené à examiner quelles sont les maladies dont le public, avec ou sans raison, craint la divulgation. La maladie étant une tare physiologique, toute maladie est honteuse en principe ; elle est une dérogation aux lois ordinaires qui régissent la vie à l'état normal. Ainsi donc, si l'on admet le dogme du secret médical, le médecin devrait même cacher sa profession, puisque le fait seul de s'avouer médecin et d'aller régulièrement dans une maison pendant un laps de temps donné ne laisse au public aucune illusion sur la cause de ces visites. Mais la maladie est un fait indépendant de la volonté ; personne ne songea jamais à faire incomber à un malade la responsabilité de son mal. Il a fallu que des préjugés sociaux, « que la corruption des anciennes civilisations et les vices des vieilles sociétés », comme nous disions plus haut, et surtout les anathèmes des diverses religions vinssent stigmatiser certaines affections.

Dans l'antiquité il n'en était pas ainsi : telle maladie que notre belle religion chrétienne a qualifiée de diabolique, sur le nom de laquelle elle a apposé un sceau de honte que les progrès de la science ne sont pas encore parvenus à effacer, était considérée par le paganisme comme une marque particulière de la divinité. « morbus sacer, morbus major ». Qu'on nous permette ici une petite parenthèse : des écrivains, des casuistes chrétiens ont prétendu et voulu accréditer que l'antiquité, elle aussi, attachait au mal épileptique une idée de réprobation, puisque dans certains auteurs on le trouve désigné sous le nom « morbus dœmoniacus » ; nous les renvoyons aux grammairiens et aux linguistes pour qu'ils se fassent une juste idée du sens des mots δαιμων en grec, et *dœmonium* en latin.

Ce furent des sentiments analogues presque autant que la crainte de la contagion et le désir de la préservation qui contribuèrent à l'isolement des lépreux au Moyen-Age, à la fondation des ladreries, maladreries et léproseries, où la séquestration de certains malheureux n'était pas autre chose qu'une cérémonie religieuse (1).

La même religion et les lois écloses dans les sociétés qui l'ont subie ont réglementé d'une façon très particulière les rapports physiologiques des individus de différent sexe ; mais malgré les sanction morales et légales, mâles et femelles n'en continuèrent pas moins à s'accoupler toujours au

---

(1) Labourt. Rercherches sur l'origine des ladreries, maladreries et léproseries. Paris, 1854.
Salites. Th. de Paris, 1877.

hasard des poussées de leur instinct et des circonstances de leurs rencontres. Aussi bien, si le fait accompli constituait le péché, les maladies résultant de ce fait devaient emporter avec elles un profond sentiment de honte publique.

La première incriminée fut la syphilis. Avant le Moyen-Age on n'en trouve nulle part aucune mention. Nous savons la part aléatoire que peut contenir cette proposition : ce n'est point ici le lieu d'entrer dans des détails sur l'historique et les origines de la syphilis ; au sujet de ce que nous disons dans ces lignes et celles qui suivent, voir : Rollet. Article Syphilis. Dictionnaire Encyclopédique des Sciences médicales.

Quelles qu'aient été les voies par lesquelles elle nous arriva, ses manifestations eurent le don de défrayer les chroniqueurs du temps ; souvent elles furent méconnues et l'on taxa de lèpre des lésions ulcéreuses, dont les caractères cliniques étaient mal déterminés. A cette époque, non seulement le secret médical n'existait pas pour les vérolés, mais ils devaient s'éloigner des villes et sortir de certains Etats, sous peine de très sévères châtiments. Les diverses ordonnances des Rois et des Parlements n'empêchèrent point le mal de pénétrer dans les palais, ni de gravir les degrés de quelques trônes.

Aujourd'hui, il serait impossible de faire des statistiques présentant quelques garanties de véracité, mais il y a fort à parier qu'il y a proportionnellement autant et plus de syphilitiques parmi les classes dirigeantes et les bourgeois que parmi les gens du peuple. Le médecin doit garder le secret aux patients qu'il soigne : ainsi vont-ils de par le monde consommant mercure et iodure, répandant souvent leur mal, violant la santé de ceux ou celles avec qui ils s'accouplent, et ayant droit à des dommages et intérêts de la part de l'homme de l'art qui les dénoncerait, même à une seule personne, dont les intérêts lui seraient chers. Cela au nom de la liberté individuelle, inviolable et sacrée !

Il en est de même de toutes les inflammations des organes génitaux, qu'elles soient de nature blennorrhagique ou autre ; pareillement du chancre mou

Les conséquences éloignées de ces diverses affections sont pourtant bien dissemblables ; mais un client riche et considéré se trouvera aussi lésé de la divulgation d'un chancre mou, d'une blennorrhagie, que de celle d'une orchite ou d'un accident de syphilis. En raison du préjugé et de la routine, cela : c'est l'acte auquel l'on rapporte la plus grosse part de la honte. Et que d'illogique dans toutes ces choses ! qu'un médecin dise de quelqu'un de ses clients qu'il a une maîtresse : généralement le monsieur ne songera même pas à soupçonner sa discrétion ; qu'il dise que ce même monsieur a des rapports avec la maîtresse d'un tiers, d'un de ses amis, par exemple ; à moins de circonstances tout à fait particulières, personne ne songera à mal ; qu'il dise qu'à la suite de ses relations il a été atteint d'une manifestation vénérienne quelconque :

immédiatement la question change d'aspect. Au point de vue de l'intérêt du dénoncé, la divulgation d'une syphilis. d'une orchite ou même d'une blennorrhagie peut être préjudiciable ; mais pour un chancre mou. pour une bulle d'herpès préputial, cela ne comporte en soi pas plus d'importance que le fait d'avoir choisi un mauvais cigare. L'usage et la loi ordonnent d'une façon différente : au médecin de les respecter, sinon il tombe sous le coup de l'article 378 du Code pénal.

Dans son livre. M. Brouardel insiste à cinq ou six reprises sur cette nature spécialement secrète des affections vénériennes. de la syphilis en particulier. Il est curieux de mettre en regard de cette insistance ce que nous avons entendu maintes fois répéter à M. le professeur Pinard dans ses cours de la clinique Baudelocque : Qu'il devrait y avoir des lois de l'hygiène publique, permettant de stigmatiser les syphilitiques, de les marquer au front d'un signe particulier pour qu'on puisse s'en garer : les chiens enragés que l'on met en fourrière et que l'on abat ne sont pas plus dangereux pour la société. — Pour le véritable hygiéniste, quelle sera l'opinion prépondérante : celle du savant maître de médecine légale, qui compulse et commente les textes de lois et les opinions des juristes, lesquels ne tiennent compte eux-mêmes que de leurs préjugés propres et de ceux de leurs concitoyens, ou bien celle du professeur d'obstétrique qui a pu apprécier pendant une longue et laborieuse carrière, et apprécie tous les jours les désastreux ravages du virus syphilitique ? D'un côté, des mots, des phrases et les susceptibilités de quelques privilégiés de l'argent ; de l'autre des organismes empoisonnés et flétris, des enfants débiles, des fœtus non viables ou si souvent morts et macérés.

Si la syphilis et certaines complications des phlegmasies génitales, outre le sentiment de honte qui les poursuit, comportent, en raison de leurs suites éloignées, un dommage pour l'individu atteint, on est obligé de ranger à leurs côtés un grand nombre de vices de conformation, tenus soigneusement cachés par ceux qui en sont porteurs : ce sont les cryptorchidies, les ectopies testiculaires, les épispadias, les hypospadias, les orteils supplémentaires, et tous appendices ou malformations plus ou moins quelconques. Il faut tenir pour assuré que si la présence d'un doigt supplémentaire ou celle d'un bec de lièvre pouvait être aussi facilement mise à l'abri de la vue du public, leur divulgation serait considérée comme portant préjudice aux individus. Un malheureux accident vient occasionner une fracture de cuisse : le fait est rendu public et tout le monde se lamente; un paquet herniaire vient un jour faire saillie à l'anneau inguinal : on dit à ses amis que l'on va trouver le médecin pour des troubles de la digestion, et l'on dissimule son achat chez le bandagiste. Le dogme du secret médical force le médecin à se faire le complice de ces cachotteries mesquines, innocentes, dira-t-on, mais qui n'en sont pas moins de dégradants mensonges. Sans doute il peut être un complice muet et se taire : comme c'est par les relations de son malade qu'il apprendra ces rumeurs, son silence sera toujours interprété affirmativement : qui tacet assentit; quels que soient le dogme accepté et la loi édictée, nous jugeons cette pratique d'une révoltante tristesse.

Puis, ce sont les maladies appelées constitutionnelles jusqu'à naguères, la tuberculose en première ligne. Les monceaux d'erreurs publiées sur l'essence de ce mal avant que les découvertes de Koch et les recherches postérieures, qui se continuent toujours, n'en soient venues éclairer la nature infectieuse, avaient fait que le public le considérait sous un singulier aspect. Le médecin, soupçonnant une première atteinte chez un client, n'osait pas s'en expliquer, de peur de jeter un désespoir prématuré dans l'âme du malheureux et la consternation dans toute une famille. Partisan à outrance du secret médical, mais ayant aussi l'habitude d'user de délicatesse envers son monde, il commençait par faire part de ces doutes à un tiers, pour en arriver finalement à sortir de ce fameux secret, lorsque les événements venaient précipiter la sinistre marche des choses. C'est là la morale pratique de M. Brouardel, telle qu'il l'expose dans son livre : contradictions ! toujours contradictions ! erreur en deçà, erreur au-delà ! Nous verrons un peu plus loin ce qu'a dit précisément au sujet de la tuberculose M. le professeur Landouzy au récent congrès de Naples.

De tous les processus néoplasiques, dont l'étude

est au moment présent juste à la période d'erreurs
et d'hypothèses, où se trouvait celle de la tuberculose, il y a bientôt vingt ans, nous ne parlerons
pas. Le verdict rendu dans l'affaire Watelet, rap-
portée tout au long ci-dessus, en fixant la doctrine
générale, pour parler le langage de M. Brouardel,
fait voir aussi d'une façon précise ce qu'exigent de
la discrétion médicale les porteurs de néoplasmes.
Et pourtant les magistrats de la Cour de cassation
auraient-ils condamné aussi impitoyablement un
médecin qui aurait rendu public un diagnostic de
loupe, située sur une partie découverte du corps,
d'épithélioma qui aurait rongé plusieurs centimètres d'une lèvre, de lupus qui aurait ulcéré jusqu'aux cartilages les parties molles du nez ? Il
nous semble insoutenable que dans de pareils cas
il puisse même y avoir présomption de secret : ce
serait donc le siège de la maladie qui constituerait
le secret dans un grand nombre de cas : fistule à
l'anus égalerait secret ; fistule des conduits lacry-
maux comporterait liberté de parole ; et fistule tout
court ? qu'en pensent ces messieurs de la Cour ?
La nature n'a pas plus honte des hémorrhoïdes que
des yeux bleus des belles chantés par les poètes.

Viennent au même rang les maladies caracté-
risées par des troubles mentaux. Quel que soit leur
substratum anatomo-pathologique, les familles des
patients et le public en général les stigmatisent de
leur réprobation, les regardent comme la marque
certaine d'une déchéance vicieuse de l'individu et

de la race. Certes, les lois de la nature et de l'hérédité sont inéluctables ; il y a des chances pour que des névropathes engendrent des névropathes. Les descendants de tabétiques ou de paralytiques généraux n'auront jamais la même complexion nerveuse que ceux, qui, dans plusieurs générations d'ascendants, ne trouvent aucune trace de tare pathologique nerveuse.

Malgré tout, il est impossible d'affirmer que n'importe quel individu, des plus sains en apparence, n'a pas parmi ses ancêtres un nerveux. Les partisans de l'hérédité à outrance ne manquent pas d'affirmer que tôt ou tard cette tache ancestrale se reproduira dans la descendance : vienne parmi celle-ci une jeune fille avec des troubles hystériformes, et voilà confirmée la solution du problème. Vue sous cette forme, la question est simple : nous paraissons tous égaux devant le mal ; il n'y a pas de raison pour que ce sujet, qui ne trouve dans son ascendance qu'un cas très éloigné, ne soit pas atteint de paralysie générale plutôt que cet autre, dont la propre mère a eu à une époque déterminée des accès convulsifs d'épilepsie.

Mais les progrès de la neuro-pathologie, en faisant la juste part qui revient, dans l'évolution des maladies du système nerveux, à des facteurs circonstanciels étrangers à l'hérédité, souvent créés de toutes pièces par le malade lui-même, nous affirment tous les jours qu'il faut attacher une moins grande importance à ces lois d'hérédité, naguère prétendues fixes.

Cela bien entendu et bien compris de la part des familles, elles ne doivent pas voir une sorte de diffamation dans la divulgation d'un diagnostic, d'autant qu'ici comme ailleurs la série des événements viendra fatalement ébruiter le fameux secret. Les maladies, ne restant pas toujours à la période des prodromes et du début, s'affirment aux yeux de tous, comme au sortir de l'enfance s'affirme la couleur des cheveux, comme plus tard s'affirmera la calvitie, que quelques-uns tâcheront de dissimuler par une perruque.

Les facteurs morbides, auxquels nous venons de faire allusion comme causes de maladies du système nerveux, et créés de toutes pièces par les malades, sont presque toujours eux aussi des maladies constituées, c'est-à-dire des états de l'organisme déterminant des lésions spéciales et se traduisant par des tableaux symptomatiques propres.

Laissant de côté la syphilis, dont nous avons assez longuement parlé et qui, elle, se crée contre la volonté du malade, nous nous trouvons en présence de toutes les affections désignées en nosographie sous le terme générique d'intoxications. Elles sont de deux ordres ; les unes sont le résultat de la nécessité du travail : saturnisme, hydrargyrisme ; du moment que nous exceptons ici tout ce qui a trait à la syphilis, il est entendu que nous ne désignons pas non plus les individus qui s'intoxiquent dans un but thérapeutique. Les autres sont exclusivement sous la dépendance de

la volonté : alcoolisme, morphinisme, éthéro-
manie, etc.

Les plombiers, les mineurs, les chapeliers, les
miroitiers n'attachent aucune importance à la
divulgation de leur état : ils auraient plutôt une
tendance à en tirer des arguments de commisé-
ration. Les alcooliques se fâchent tout rouge quand
on leur parle de leur intoxication ; ceux du peuple
ne peuvent que considérer avec mélancolie une
pancarte d'hôpital où est écrit le mot : Ethylisme ;
ceux de la bourgeoisie peuvent changer leur médecin et l'accuser d'indiscrétion ; personne dans leur
entourage n'ignore qu'ils boivent, seul le médecin
doit le taire à cause du secret professionnel.

Les morphinomanes cachent encore plus jalou-
sement leurs pratiques : outre la honte qu'ils
éprouvent à les savoir divulguées, ils craignent
d'éprouver des difficultés à se procurer le suave
poison.

Aucune considération ne doit faire dans ces cas
taire un diagnostic au médecin ; la contrainte qui
le forcerait à se faire le silencieux dépositaire de
ces tristes habitudes serait immorale ; de plus, elle
lui supprimerait tous les moyens d'action, dont les
seuls efficaces sont les plus formels avertissements
aux familles et aux entourages des malades.

Pour compléter ce catalogue, il faut ajouter les
pratiques vicieuses de certains enfants, onanisme;
d'adultes, sodomie, etc.. etc. Jolis secrets à conserver et beaux honneurs à sauvegarder !

Nous ne voulons pas dire que le médecin doit

aller parmi le public, confiant à celui-ci ce qu'il a observé chez celui-là, racontant à Madame J... que Madame X... mesure tant de centimètres de diamètre promonto-pubien. Ce sont des choses qui importent peu à ceux qui les écouteraient : ils seraient les premiers à juger la faible discrétion du complaisant narrateur ; et si celui-ci était poussé par l'esprit de causticité, il devrait se rappeler qu'il se nuit à lui-même et porte préjudice surtout à ses propres intérêts.

La citation d'une page du livre de M. Juhel-Rénoy, *Vie professionnelle et Devoirs du médecin*, paraît ici à sa place :

« On voit donc qu'on doit entendre sous le nom de secret médical, *tout ce qui nous est confié* à l'occasion de notre profession, et aussi ce que *nous avons entendu, vu ou compris* en exerçant notre ministère. C'est du moins cette interprétation que les maîtres lui donnent (Tourdes, Brouardel). Chacun voit de suite que rien de ce que voit, entend, apprend le médecin ne doit être répété. Ainsi compris, le secret médical fait du médecin un aveugle et un sourd volontaire, mais je me hâte d'ajouter qu'aucun médecin ne s'astreint à la lettre de cette loi. Brouardel, dans son intéressant opuscule du *Secret Médical*, s'est fait le résolu défenseur de cette façon de comprendre notre devoir : pour lui le médecin peut être symbolisé par un être à la bouche close, et, nouveaux Harpocrates, nous pourrions tous avoir un cachet à la devise : Tace.

» Comme toutes les solutions simples, c'est à

coup sûr très séduisant, mais aussi, comme toutes
les vues radicales, cela est faux, encore qu'à cause
de la haute notoriété du professeur de médecine
légale son livre fasse loi auprès de beaucoup de nos
confrères. Ce sont ces mêmes confrères qui, lorsqu'ils rencontrent dans l'escalier de leurs clients
un ami venant s'inquiéter de la santé du malade,
n'hésitent pas à dire que M. X... a une pleurésie,
que Mme Z... est menacée de péritonite, ou que
le petit *** va probablement avoir la rougeole.

» Ce sont ces mêmes confrères qui signeront
chez le concierge de la maison que M. le Sénateur
est atteint d'une congestion pulmonaire qui donne
les plus graves inquiétudes, qui conseilleront à
leur cliente et amie de congédier une femme de
chambre, qu'on les a priés d'examiner pour une
petite toux et chez laquelle ils auront reconnu la
tuberculose. Ce sont enfin toujours eux qui met-
tront à la porte de suite leur propre valet de chambre
qui n'aura pas pu ou su dissimuler à leurs regards
quelque papule spécifique.

» C'est au hasard de la plume que je choisis ces
divers exemples, qui tous violent le secret médical,
alors même que cette violation ne compromet que
peu ou pas le client, pour mieux faire sentir combien cette rigidité n'est qu'apparente! Je demanderai au plus puritain d'entre nous quel est celui
qui n'a pas une trahison de secret semblable sur
la conscience ? »

M. Junel-Rénoy aurait pu ajouter que ce seront
souvent les magistrats condamnant en vertu de

l'article 378 qui nous demanderont des confidences semblables relativement à leurs amis ou à leurs domestiques.

Avant le verdict Watelet, les juristes en général, entre autres, M. Hémar, un de ceux qui ont le plus écrit sur la question, admettaient que pour qu'il y ait délit dans la divulgation, il fallait aussi qu'il y eût *intention de nuire*. « Accomplie sans intention de nuire, dit-il, la révélation peut constituer un quasi-délit, entraînant une réparation civile : c'est toujours un acte illicite entraînant la violation d'un devoir d'état qui existe en dehors et au-dessus des incriminations de la loi pénale. L'obligation de réparer le préjudice causé subsiste en vertu de l'article 1382 du Code civil et a pour sanction l'action en dommages et intérêts. »

Cette disposition nous semble très juste : elle ne contient en effet aucune contrainte pour un secret quelconque : elle range seulement parmi les coupables ceux qui d'une manière ou d'une autre essaient de nuire à leur prochain. Et pourtant, il serait difficile aux magistrats de déterminer où chez un médecin indiscret commence l'intention de nuire : toutes les fois qu'il y aura préjudice porté, il pourrait être incriminable ; mais encore en quoi consistera la nature du préjudice, et comment fixera-t-on l'étendue de ces dommages?

Jamais aucun médecin praticien, même des plus circonspects, des plus délicats, n'a songé à cacher que tel ou tel de ses clients était diabétique, tel autre obèse, tel autre goutteux : jamais non plus ses clients n'ont songé à lui demander le secret au sujet de pareilles affections. En affaires, pour un traitant qui connaît les risques pronostiques de telles maladies, les personnes atteintes peuvent être fortement dépréciées, et subir de ce chef des dommages matériels, que la plupart du temps, l'avoir entier du médecin ne suffirait pas à compenser.

L'on dit couramment aujourd'hui en clinique qu'aucune maladie infectieuse ne guérit. On ne guérit pas de la fièvre typhoïde, on ne guérit pas de la scarlatine, on ne guérit pas de la diphtérie. Demain, un certain public saura ces choses-là, s'il ne les sait déjà pas aujourd'hui : pour les raisons énoncées plus haut, si un médecin vient à dire fortuitement à M. L..., qu'il eut à soigner M. X... pour une scarlatine grave, lorsqu'il était encore enfant, M. L..., qui était en train de traiter avec M. X.... une affaire pour la réussite de laquelle ce dernier devait dépenser un certain surmenage physique, changera subitement d'avis et portera ses capitaux à d'autres. Pourtant rien ne fait prévoir que du fait de sa scarlatine ancienne, M. X..., doive subir à un terme déterminé une poussée de néphrite, plutôt que quiconque dont la jeunesse a été exempte de toute maladie infectieuse. Dans l'espèce M. X... est lésé : poursuivra-t-il son médecin en dommages et intérêts? S'il le fait, comment la Cour jugera-t-elle? Elle condamnera le médecin : tout le monde s'inclinera devant le verdict, et chacun continuera à narrer chez M. Z...

les péripéties de la dothiénentérie de M. Y..., et les obèses continueront à promener leur abdomen par les salons et par la ville, et les juristes continueront à écrire sur « les controverses et les débats dans lesquels les médecins, payant de leur personne, ont fait prévaloir les principes qui sauvegardent l'intérêt public autant que la dignité de leur profession, les travaux importants qui ont élucidé la question et l'ont approfondie à ses divers points de vue. » — Tourdes.

L'ampleur de telles périodes et l'emphase des mots sont impuissantes à empêcher les contradictions entre la conduite ordinaire et la prétendue règle, contradictions constantes, absolues et fatales parce que la règle est fausse. Dans l'association des mots *Secret Médical* le mot médical ne doit être pris que comme adjectif se rapportant à la personne qui doit un secret, tandis qu'on le détourne de son vrai sens en lui faisant qualifier la chose à taire. Cette chose à taire n'a absolument rien de médical : ce n'est pas à propos du mal constaté que le médecin devra s'efforcer à la discrétion, c'est à propos de tout ce qui est extra-médical et qui lui est découvert dans l'exercice de ses fonctions. Ainsi l'on doit comprendre les « arcana visa, audita aut intellecta » des statuts de la Faculté de Paris. Il n'est parlé dans ce précepte, en quoi que ce soit, de maladie : elle n'est pas secrète puisque le malade se livre à l'investigation du médecin, non pas précisément *coram populo*, mais *in domo sua*, ce qui dans le cas particulier ne comporte pas plus le secret qu'une chose faite en public. Tel était du reste l'esprit des statuts : il a fallu l'ignorance et surtout la prétention des générations, qui nous avaient précédés jusqu'à quelques lustres passés, pour dénaturer ainsi jusqu'à l'aberration un sage précepte de morale professionnelle.

Exemples : Un homme de l'art est appelé par une famille auprès d'une jeune fille pour des troubles divers. Il diagnostique une grossesse, avouée du reste par la patiente en même temps que le nom du père. Cette dernière découverte ne le regarde en rien ; il doit la considérer comme un secret tandis que son devoir est d'accuser formellement la grossesse. Ou bien, le même arrive auprès d'un enfant que tout le monde sait être le fils d'une telle : il se trouve avoir besoin de renseignements aussi précis que possible sur la santé des parents, et il apprend que la mère est telle jeune personne que jusque-là il avait considérée comme la sœur du malade. Ici encore sa discrétion sera engagée et justement parce que la chose apprise n'a absolument rien de médical. Enfin, toujours notre même praticien est mandé par un ménage, dont la femme lui montre de superbes végétations sur un anus infundibuliforme. La dame raconte les goûts particuliers et les manœuvres de son époux sans formuler d'autre plainte. Il est évident qu'à moins d'être un malicieux indiscret, ce médecin devra soigner sa cliente, sans aller raconter aux voisins ce qui se passe dans cette alcôve.

Et pour tout le reste l'on sera bien encore

obligé de faire quelques concessions aux préjugés du public : affaire d'individu à individus seulement ; certains, pour ne pas dire la plupart, assez libéraux, ne penseront jamais à demander que leurs médecins taisent les noms de leurs maladies : Y ont-ils jamais seulement pensé ? Certes non : ce sont des médecins, qui, y pensant pour le public, ont voulu revêtir ainsi un charlatanesque manteau de discrétion officielle. Ça sied très bien à ces augures aussi fourbes qu'ignorants, dont tel professeur actuel de la Faculté disait qu'ils ignorent problablement ce que c'est qu'un sthétoscope, mais que par contre ils s'entendent merveilleusement à pratiquer la dichotomie sous la providentielle égide du secret professionnel.

III

Ces concessions faites aux uns et aux autres, il est du devoir du corps médical de protester contre toute espèce de sanction pénale. Le Code civil par ses articles 1382 et 83 est plus que suffisant pour maintenir les membres de la corporation dans les limites d'une saine discrétion. D'autant plus que, s'il y a contradiction, comme nous croyons l'avoir montré par ce qui précède, entre la règle légale et la pratique quotidienne, il y a également contradiction dans l'énoncé lui même de l'article 378, puisque cet article formule la restriction des « cas où la loi oblige à se porter dénonciateur ». Et ces cas ont été aussi variables que l'ont été les besoins des législateurs.

L'édit de décembre 1666, relatif à la réforme de police entreprise par Colbert, a prévalu jusqu'en 1832. « Les maîtres chirurgiens seront tenus de tenir boutique ouverte à peine de 200 livres d'amende pour la première fois ; et en cas de récidive, de l'interdiction de la maîtrise pendant un an, et pour la troisième fois de la privation de leur maîtrise. Seront tenus les dits chirurgiens de déclarer au commissaire du quartier les blessés, qu'ils auront pansés chez eux ou ailleurs, pour en être fait par le dit commissaire son rapport à la police : de quoi faire les dits chirurgiens seront tenus sous les mêmes peines que dessus, ce qui sera pareillement observé à l'égard des hôpitaux, dont l'infirmier ou administrateur qui a les soins du malade fera déclaration au commissaire du quartier ». Cet édit repris et remis en vigueur par les ordonnances des 5 novembre 1716, 4 novembre 1778, 17 ventose an XI, 16 mars 1805, 25 avril 1806, 25 mars 1816, 2 décembre 1822, ne souleva jamais aucune protestation : pourtant il s'agissait là de mouchardise. Dupuytren répondant aux émissaires du préfet de police : « Je ne connais pas d'insurgés dans mes salles, je n'y vois que des malades », frappa l'édit d'une inefficacité et d'une déchéance morale plus sûres que l'abrogation juridique. - Hémar.

C'est cette dernière qui, par la loi du 18 avril 1832, a frappé les articles 104, 105, 106 et 107, forçant à la dénonciation des complots formés contre la sûreté de l'État sous la sanction de peines assez sévères.

Les articles 136 et 137 du même Code, relatifs à la non révélation du crime de fausse-monnaie, ont eu le même sort à la même date.

Jusque-là, faits acquis ; mais nous voici en présence d'un autre genre de discussion.

Code d'Instruction criminelle, article 30 : « Toute personne qui aura été témoin d'un attentat

soit contre la sûreté publique, soit contre la vie ou
la propriété d'un individu sera pareillement tenue
d'en donner avis au procureur de la République.
soit du lieu du crime ou du délit, soit du lieu où le
prévenu pourra être trouvé. »

Nous disions plus haut que l'article 378 du Code
pénal consacrait un privilège réclamé par les médecins ; les magistrats l'accordant et basant quelques
verdicts sur sa teneur, quelque consciencieuse
d'ailleurs que puisse paraître la conduite de l'in-
culpé, tout est pour le mieux : du reste, c'est la loi !
et en avant le mot de M. Bruno-Lacombe ; « Nul
n'est assez sûr de soi-même pour mettre sa conscience à la place de la loi ». Bruno-Lacombe. Le
secret professionnel en médecine. Discours prononcé à l'audience solennelle de rentrée de la Cour
de Bordeaux, 16 octobre 1885.

L'article 30 du Code précité a l'air de diminuer
le privilège ; nous allons voir presque tous les
médecins vouloir opérer la dite substitution, presque tous les juristes la conseiller.

Tourdes (point de vue pratique et chicanier) :
« L'article 30 n'a pas de sanction, aucune pénalité
ne frappe celui qui n'accomplit pas le devoir indiqué par la loi. Cette omission, même d'après
M. Hémar, n'est pas une lacune involontaire, on
en a la preuve dans la discussion préparatoire de la
loi ; il y fut établi que le défaut de révélation n'était
puni qu'à l'égard de quelques crimes d'Etat et avec
acception des personnes. » Pas de sanction, excepté
pour quelques crimes et quelques personnes ! Ah

la justice avec un bandeau sur les yeux ! il n'a pas
l'air de l'empêcher beaucoup de guider prudem-
ment les magistrats, ses représentants.

Floquet et Lechopie (hésitation et surprise) :
« N'y a-t-il pas lieu de voir une dérogation au
grand principe du secret médical dans ces expres-
sions de l'article 378 lui-même : *hors les cas où
la loi les oblige à se porter dénonciateurs ?* On
pourrait le penser surtout en rapprochant de ces
termes l'article 30 du Code d'instruction criminelle. »

Trébuchet : « C'est donc au médecin qu'il
appartient de scruter sa conscience et de rechercher
les limites de ses devoirs, d'examiner jusqu'à quel
point, dans ces circonstances, il est tenu de garder
le secret, et nous le devons dire, un médecin consciencieux est souvent embarrassé sur la conduite
qu'il doit tenir. »

Cessons de citer des textes, ce serait trop long ;
des noms seulement : Locré, Corvetto, le comte
Berlier, le comte Bastard, Legrand du Saulle, Tar-
dieu, Briand et Chaudé, Marx Simon, Boullet,
Devergie, Muteau, Barth, Dechambre, Rossi,
Brouardel, Fournier, Juhel-Rénoy, etc., etc.

Qu'on compulse ces auteurs, qu'on cherche à
tirer de leurs écrits une morale pratique professionnelle : on trouve du côté des médecins une constante préoccupation de la dignité de la profession
qui aurait à souffrir du métier de délateur, non
ordonné, mais « permis » seulement, disent quelques-uns, par l'article 30 ; de la part des juristes une

condescendance paterne et bienveillante exprimée
en termes dignes.

Nous n'aborderons que superficiellement ce qui
est généralement appelé « l'examen des espèces. »
Nous y verrions qu'il est de la dignité professionnelle de favoriser et de protéger les empoisonne-
ments, les sévices sur les enfants, les avortements ;
de laisser condamner des innocents pour des crimes
dont l'exercice de la profession a amené à connaître les vrais coupables. Toutes les sociétés de
médecine légale, toutes les associations de médecins sont du même avis, et tous les commentaires
des juristes approuvent cette façon de faire.

Veut-on encore des citations plus précises à
l'appui de ce que nous avançons? Qu'on se reporte
à la page 153 du livre de M. Brouardel et qu'on y lise
l'extrait des comptes-rendus des travaux de la
Société médicale de Jonzac (Charente-Inférieure)
pour les années 1867-68. Legrand du Saulle,
Brouardel font des restrictions, mais peu hardies :
ces restrictions comportent elles-mêmes des objections sur lesquelles le maître s'étend avec complaisance ; cependant il conclut un peu plus péremp-
toirement que Tourdes : « Je considère qu'en cas
de présomption grave d'empoisonnement, le devoir
du médecin est de protéger son malade : son seul
moyen de protection est d'appeler à son aide ceux
que la loi a chargés de cet office. » Est-ce que la
protection due au malade doit être le seul mobile
d'une pareille conduite ? N'est-ce pas toujours le
devoir d'un honnête homme, quel que soit son état,

d'empêcher un crime, si possible, ou de faire punir le coupable ? Il paraîtrait que non.

Tourdes : « Vient ici la question délicate du secret à garder sur un crime qui se prépare. On ne peut dire que l'inaction et le silence aident ou provoquent la perpétration du crime. On peut encore moins supposer que celui qui ne l'empêche pas ou qui s'abstient de le révéler soit animé du désir de le voir mettre à exécution, ou qu'il s'associe en quelque sorte au projet criminel (Rossi). L'inaction et le silence s'expliquent ici par la situation même du médecin. »

Là où tout le monde est d'accord, c'est sur le secret que l'on doit à celui qui s'empoisonne, ou qui, empoisonné par un tiers, demande le secret et aime mieux la mort que la révélation du forfait. Nous ne voyons dans une telle façon de faire que la protection du suicide. La loi et la morale reconnaissent-elles à l'individu le droit du suicide ? Si oui, tout est pour le mieux.

On cite comme faits héroïques la dénonciation de quelques criminels qui s'étaient livrés à toute espèce de sadiques atrocités sur de jeunes enfants. Quant aux avortements le silence est recommandé dans toutes les circonstances. Il est vrai que certains d'entre ceux chez qui le mot dignité revient le plus souvent sur les lèvres peuvent être quelquefois du nombre des habituels praticiens de l'art rémunérateur de « faiseurs d'anges ». Nous n'hésitons pas à dire que le médecin doit dénoncer aux pouvoirs publics : 1º toute sage-femme ou matrone, qu'il est appelé à sortir d'embarras après de malheureuses tentatives d'avortement ; 2° toute femme qui a demandé les services des premières, ou s'est prêtée consciemment à leurs manœuvres ; 3° toute femme enceinte qui vient demander directement des moyens d'avortement. — Les moralistes transigeants disent : les bons conseils, les encouragements, les menaces à la rigueur seront souvent un moyen suffisant. Erreur : cette personne qui sort de chez vous avec l'air convaincu, ira ailleurs demander ce que vous lui refusez, tandis que si elle en sort accompagnée d'un délégué de la police ou se sachant signalée, elle sera animée d'une bonne volonté et d'un stimulant tout-à-fait différents pour mener sa grossesse à terme.

Pourtant, au sujet de la dénonciation d'un coupable pour sauver un innocent, voici de la part de M. A. Fournier une note discordante et d'une belle indignation ; nous la ferons suivre des commentaires de MM. Brouardel et Dechambre.

« Deux fois j'ai été assez heureux pour sauver de l'infamie des gens qui n'étaient que victimes d'une odieuse spéculation.

» Bien loin de moi, assurément, l'intention d'ériger en principe que le médecin doive jamais changer son rôle contre celui du juge d'instruction, c'est-à-dire procéder par voie d'interrogatoires et d'enquêtes, au lieu de se borner à exécuter des pansements, à formuler des prescriptions. Ce que je prétends, ce que je dis, c'est purement et simplement que, si d'aventure le médecin, dans l'exercice de sa profession, est mis sur la piste d'une de ces simulations criminelles que je viens de signaler, il a obligation morale vis-à-vis de la société comme vis-à-vis de lui-même, de décharger un innocent de l'accusation formidable qui pèse indûment sur lui.

» Je connais et respecte le serment d'Hippocrate. Je sais que le médecin est astreint à ne rien savoir et partant à ne rien révéler de ce qu'il pourra apprendre dans l'exercice de sa profession ;... mais tout autre est la situation dans l'ordre des cas qui nous occupent actuellement. Ici, d'une part, une simulation criminelle pouvant coûter à un homme plus que la vie, à savoir l'honneur et la liberté ; ici, d'autre part, un innocent à sauver, et que le médecin risquerait de laisser condamner en restant aveugle et muet. Le bon sens et la conscience me disent à moi, médecin, qu'il y a, en pareille circonstance, plus qu'un droit à exercer ; un devoir à accomplir. Entre le silence dont je pourrais faire bénéficier un scélérat, et la préservation, la protection que je dois à un honnête homme, mon choix est tout fait, et il n'est pas à mon sens d'hésitation possible en pareil cas. Enrayer une machination criminelle et au besoin la dénoncer à la société, en vue de sauvegarder un innocent me semble constituer un devoir, je répète le mot à dessein, un véritable devoir social, auquel je n'ai pas le droit, quoique médecin, de me dérober. »

Brouardel : « Quelque honnête que soit le sentiment qui a dicté cette page d'un si beau jet, la conclusion formulée en termes absolus mettrait souvent le médecin dans une situation bien terrible. Se figure-t-on un médecin comparaissant seul accusateur en assises, et disant : J'ai su quel était le nom du criminel parce que j'étais son médecin ; j'ai pu écarter de la tête d'un innocent l'accusation qui le menaçait : je vous amène le vrai coupable ! » — Nous ne croyons pas qu'il soit nécessaire de faire de grands efforts d'imagination pour se figurer un médecin agissant ainsi ; ce qui, à notre avis, paraît un peu plus compliqué, c'est les phénomènes de conscience de celui qui voit un innocent déshonoré et bafoué alors qu'il connaît le vrai coupable.

M. Brouardel ajoute : « Que M. Alfred Fournier ne réponde pas que dans le cas qu'il suppose il n'y aura pas de coupable, qu'il n'y a qu'un simulateur, la thèse est encore plus vraie si un innocent va être puni pour un coupable.

» M. Dechambre l'a bien compris et il dit : Ne m'attachant qu'au principe posé, je crois que la thèse de notre si digne et si distingué confrère n'offre le danger de mettre trop à l'aise en bien des circonstances la conscience du médecin. »

Serait-ce donc un mal d'avoir la liberté d'évolution ? il faut croire que la conscience de M. Dechambre se plaisait dans les situations peu claires. Du même auteur un fait hypothétique et sa solution ; c'est admirable de sens commun et de tendances particulières.

« Un meurtrier se blesse dans sa lutte avec sa victime ; ou (si l'on veut un exemple plus rare qui s'est produit en 1880 devant les tribunaux) un commis infidèle cache en lieu sûr l'argent qu'il devait apporter à la caisse et se blesse volontairement pour faire croire à une attaque de voleurs. Le blessé s'adresse à un médecin et lui fait connaître la vérité. Jusque-là pour tout le monde, pour M. Fournier lui-même, le secret est obligatoire ; mais la justice informe ; elle s'égare et met la main sur un innocent. Est-ce que le contrat tacitement passé entre le malade et le médecin traitant a cessé d'exister? Est-ce que le client était prévenu que telle ou telle conjoncture se présenterait qui vous délivrerait de tout engagement ?

» L'article 378 est dans son esprit la sauvegarde de l'honneur des familles; est-il bon de livrer à la diversité des appréciations individuelles l'obéissance à la loi et surtout une loi de cette importance ? »

Nous ne pouvons pas comprendre l'honneur des familles attaché au recel du crime, ni le traité tacitement passé entre le voleur et son médecin. Et nous crions à tous : Erreur de morale ! Casse-cou ! Qu'on ne se fasse pas d'illusion : la santé morale des individus contribue autant que la santé physiologique au bien de tous, vers lequel doivent tendre toutes les actions de chacun. Il est du devoir du médecin de dénoncer les empoisonneurs, les avorteuses, les voleurs et tous les criminels aussi strictement que de signaler aux municipes les maladies contagieuses. Dans ce dernier cas la loi a une contrainte ; dans l'autre le législateur eut le tort de ne pas édicter une sanction : se retirer derrière cette impunité est une lâcheté consciente et inexcusable malgré les commentaires de M. Hémar et des autres.

Ne dirait-on pas que la morale de Dechambre, de ce déontologue, qu'on qualifie toujours d'honnête, de digne, qui a pris pour épigraphe de son livre : Le Médecin. Devoirs privés et publics, la maxime suivante : Obliquam fuge, ama rectam ; ne dirait-on pas qu'elle n'a d'autre but, d'autre souci que celui d'un profit personnel toujours plus grand ? Inspirer la confiance aux malhonnêtes gens ! pourquoi ? Si c'est pour que la maison du médecin jouisse du droit d'asile, qu'on restaure donc les anciens usages et que les criminels aillent porter leur repentir ou chercher leur sécurité au pied de la croix ; là, la foi excuse tout ; chez le médecin tout doit être d'observation et de raisonnement. En voilà un beau privilège que celui de pouvoir protéger légalement tous les individus qui méditent le crime ou qui viennent de l'accomplir !

La corporation se doit à l'hygiène sociale ; et c'est faire œuvre exemplaire que de livrer aux lois le parent trop pressé qui substitue le poison aux remèdes de son parent, l'indigne brute qui assouvit son instinct sur la personne d'enfants sans défense, la lâche mère qui veut se débarrasser du produit d'une conception intempestive, et en général tous les sujets hors la loi.

Certains diront peut-être : Si les médecins n'offrent plus de garanties de discrétion, des mal-

heureux aimeront mieux des souffrances et la mort
que d'appeler un soulagement qui doit les trahir.
Non ! L'appel du médecin dans ces sortes de cas
est un acte réflexe ; la pluralité des gens ignore
l'article 378, les théories courantes sur la discrétion
médicale, et se demande si au contraire le médecin
n'est pas un peu investi des pouvoirs du juge
d'instruction. Pas plus que M. Alfred Fournier
nous ne voulons lui faire jouer ce rôle, nous voulons seulement avertir les optimistes qui se croient
distingués par le peuple à cause de leur discrétion
officielle.

Qu'on ne se retire pas derrière l'exemple de
Dupuytren ; il refusait de dénoncer : c'était son
droit puisque les salles de l'hôpital étaient ouvertes
aux policiers ; il n'avait pas mission de les aider.
Et puis, ce qui était un crime pour les émissaires
du préfet de police de 1832 pouvait bien ne paraître
aux yeux du grand chirurgien qu'un acte d'éman-
cipation et de liberté ; il y a loin du délit politique
au crime de droit commun. Le médecin vraiment
discret doit ignorer jusqu'au nom de ses malades : à
l'hôpital ils ont un numéro ; qu'importe à l'homme
de l'art que ce cancéreux s'appelle Durand, et que
ce porteur de fracture ait nom Dupont. A cela près,
il ne doit pas hésiter et ne pas confondre délation
avec dénonciation civique, car comme disait ce
passage du décret en forme d'instruction pour la
procédure criminelle des 29 septembre et 21 octobre
1791 : « Rien ne caractérise mieux un peuple libre
que cette haine vigoureuse du crime qui fait que

chaque citoyen est un adversaire de tout infracteur des lois sociales. Ce devoir est encore plus sacré lorsque le délit a privé la société d'un citoyen.... rien n'est plus éloigné des formes obscures et perfides de la délation que la dénonciation civique. »

La même discussion peut se poursuivre et se poursuit de fait au sujet de l'article 80 du même code. Code d'Instruction criminelle. Article 80 : « Toute personne citée pour être entendue en témoignage sera tenue de comparaître et de satisfaire à la citation ; sinon elle pourra y être contrainte par le juge d'instruction, qui, à cet effet, sur les conclusions du Procureur de la République, sans autre formalité, ni délai et sans appel, prononcera une amende qui n'excédera pas 100 francs et pourra ordonner que la personne citée sera contrainte par corps à venir donner son témoignage. »

Ces dispositions sont étendues aux tribunaux de police (Art. 157), aux tribunaux correctionnels (189), aux cours d'assises (304). Elles s'appliquent aux enquêtes civiles par identité de motifs (Code de Procédure civile (262 à 264). Le témoin doit comparaître et satisfaire à la citation ; ce qu'on lui demande est indiqué par la formule du serment. « Les témoins prêteront serment de dire toute la vérité, rien que la vérité ; » (Code d'instruction criminelle, articles 75, 155, 189) et devant la cour d'assises, « avant de déposer ils prêteront, à peine de nullité, le serment de parler sans haine et sans crainte, de dire toute la vérité, rien que la vérité. » (Article 317). La loi est absolue dans ses termes.

Les seules exceptions légales admises par le Code se rapportent à la parenté. « Les ascendants de la personne prévenue, ses frères ou sœurs, alliés en pareil degré, la femme ou son mari, même après le divorce prononcé, ne seront ni appelés, ni reçus en témoignage. » (Article 156). La même disposition est reproduite dans l'article 322 ; et l'article 268 du Code de procédure civile constate encore que nul ne pourra être assigné comme témoin, s'il est parent ou allié en ligne directe de l'une des parties, ou même son conjoint divorcé. — Tourdes.

Aucune exception n'est stipulée en ce qui concerne le secret professionnel, on en a conclu d'abord que cette exception n'existait pas, dit le même auteur.

Lagraverand commente ainsi : « La société tout entière est intéressée à la punition des crimes et délits, et la loi défend de faire des actes contraires aux mœurs et les frappe de nullité ; à plus forte raison défend-elle de faire des actes criminels ; il ne peut donc être permis à qui que ce soit, avocat, avoué, notaire, de prêter son ministère à de pareils actes ; il ne peut lui être permis de se taire lorsqu'il est interrogé par la justice sur des actes de cette espèce ou sur des actes licites qui ont pour objet de couvrir d'un voile des faits criminels aux yeux de la loi ; il doit donc déclarer tout ce qu'il sait, il doit être mis par des interrogations précises dans la nécessité de répondre catégoriquement sur les faits qu'il importe d'éclairer et d'approfondir : et, s'il refuse de dire la vérité, toute la vérité, on doit user contre lui des voies de droit que la loi a mis en pareil cas à sa disposition. »

M. Hémar commente d'une façon absolument différente ; d'après lui le médecin peut parler, mais il n'en a pas le devoir. Les deux seuls devoirs imposés au médecin par l'article 80 et similaires sont : 1º celui de comparaître ; 2º celui de prêter serment. Puis, il se retirera à son gré et caprice derrière le secret professionnel : « Ce sera à lui d'interroger sa conscience et de discerner ce qu'il doit dire », dit un arrêt du 22 Janvier 1848. Ceux qui sont plus versés dans la jurisprudence lui imposent un troisième devoir ; c'est une sorte de restriction à la prestation de serment ; cela s'appelle « la formule des réserves » ; et là-dessus on entre dans des discussions et des distinguo plus longs que toute l'histoire de Byzance. On fait des comparaisons avec les avocats, les notaires, etc. ; les uns trouvent que la loi et les magistrats en général sont plus favorables aux avocats ; on cite un nombre d'arrêts favorables ou restrictifs ; Tourdes va jusqu'à poser la question : le médecin a-t-il le droit de témoigner ? il se lamente qu'il y en ait qui puissent « mal comprendre les privilèges de leur état et se croire liés par l'article 80 du Code d'Instruction Criminelle. »

M. Brouardel demande l'extension du privilège, c'est-à-dire le droit de se taire sans être obligé d'invoquer une raison quelconque. Et tout le monde finit par désigner sous le nom de privilège ce que dans d'autres passages ils taxaient de contrainte, c'est-à-dire les obligations imposées par l'article 378.

Il est bon de savoir comment en Angleterre une semblable chose est appréciée ; nous empruntons les deux pages suivantes au livre de M. Brouardel :

« En Angleterre, dit-il, la question est encore moins avancée ; si nous nous en rapportons aux passages connus à ce sujet dans le livre de Taylor, *les médecins eux-mêmes ne semblent pas comprendre l'importance sociale du secret médical.*

» Quelques médecins, dit Taylor aux pages 29 et suivantes de son Traité de Médecine Légale (Traduit sur la 10e édition, par le Dr Courtagne, Paris 1881), ont réclamé le privilège de ne pas répondre à certaines questions qui leur sont posées en se fondant sur ce que ces sujets sont venus à leur connaissance par des communications privées et confidentielles avec leurs malades. Il est bon de constater d'abord que la loi n'accorde aucun privilège de cette nature à des membres de la profession médicale. Personne n'est tenu de répliquer à une question, si la réponse tend de n'importe quelle manière à l'incriminer, car personne n'est forcé d'être témoin contre soi même. Avec cette exception il faut répondre à toutes les questions pourvu qu'elles relèvent de l'affaire, et leur rapport est sujet d'appréciation pour le juge qui préside.

» Comme il n'y a aucun privilège spécial accordé aux membres de notre profession, le témoin doit se rappeler qu'il n'y a pas de secrets médicaux.

» Dans l'affaire de la duchesse de Kingston, ce

prévilège de refuser des déclarations fut réclamé par un témoin médical, mais refusé.

» Dans un cas où une femme était poursuivie pour meurtre de son enfant, un chirurgien fut appelé pour prouver certains aveux qu'elle lui aurait faits pendant qu'il l'assistait. Il s'y refusa, se fondant sur ce qu'il l'avait soignée comme une malade de sa clientèle privée. L'honorable juge Parck dit que ce n'était pas une raison suffisante pour empêcher une révélation utile à la justice, et il fut sommé de répondre aux questions. Ainsi toutes les déclarations qui sont faites à des médecins ou à des chirurgiens pendant qu'ils assistent des personnes avec un caractère privé, quoiqu'elles ne soient pas offertes volontairement en témoignage, peuvent être données en réponse à des questions, quelles que soient les conséquences qui peuvent en résulter. Des cas d'empoisonnement ou de coups et blessures, de duel et d'infanticide, de même que ceux qui portent sur des questions d'assurances sur la vie, de divorce ou de légitimité de rejeton, peuvent être influencés d'une façon positive par des réponses d'un médecin sur des matières qui ont été l'objet de communications privées.

» Un homme de notre profession qui réclame un privilège, quand aucun ne lui est accordé, essaie simplement de se mettre au-dessus de la loi. Il est absurde de supposer qu'il y ait une violation réelle de confiance dans ces circonstances, parce qu'ainsi que l'observe avec raison le docteur Gordon Smith, la société en général admet l'autorité des tribunaux comme supérieure à tous les obstacles, à toutes les considérations privées, de sorte qu'en cédant à une autorité semblable, un homme de notre profession sera pleinement acquitté, même dans l'opinion de ceux qui peuvent en être les victimes. L'opinion exprimée du juge indemnisera pleinement le témoin. Cependant le médecin qui aurait violé volontairement la confiance mise en lui par un malade ou qui aurait communiqué des secrets professionnels à un avocat en dehors d'une nécessité publique, dans un tribunal, s'exposerait à une censure sévère. »

M. Brouardel trouve ces termes extraordinaires, accuse Taylor de ne pas comprendre les exemples qu'il cite, etc. Pour nous, les termes dans lesquels le médecin-légiste anglais exprime les devoirs du médecin vis-à-vis des tribunaux et vis-à-vis de ses clients sont absolument ceux dans lesquels nous avions conçu ces devoirs et nous aurions voulu les fixer.

Ce n'est pas seulement en Angleterre que l'on juge ainsi : les législations belge, italienne et quelques autres se rapprochent beaucoup de cet esprit.

Jusqu'à présent nous avons vu le médecin et son secret professionnel en rapport direct avec les lois françaises et les tribunaux : nous allons les retrouver en rapport avec les règlements administratifs fixant certaines mesures d'hygiène publique.

Nous dirons peu de chose du devoir des déclarations de naissances ni de ce qui concerne les maisons de santé et les maisons d'accouchements. Ces dernières ne peuvent pas éluder certains règlements d'hygiène et de salubrité publiques qui sont édictés par les diverses municipalités ; par contre, toutes les fois que certains représentants de la loi ont voulu les assimiler aux maisons garnies tenues par les hôteliers, logeurs ou loueurs, et les faire tomber ainsi sous le coup des articles 471 et 475 du Code pénal, ils ont été déboutés de leurs prétentions par divers arrêts des Cours d'appel et de la Cour de cassation.

Pour les déclarations de naissances, la loi est un peu plus explicite :

Code civil. — « Art. 55. — Les déclarations de naissance seront faites dans les trois jours de l'accouchement à l'officier de l'état civil du lieu ; l'enfant lui sera présenté.

» Art. 56. — La naissance d'un enfant sera déclarée par le père, ou, à défaut du père, par les docteurs en médecine ou en chirurgie, sages-femmes, officiers de santé ou autres personnes qui auront assisté à l'accouchement et, lorsque la mère sera accouchée hors de son domicile, par la personne chez qui elle sera accouchée. L'acte de naissance sera rédigé de suite en présence de deux témoins.

» Art. 57. — L'acte de naissance énoncera le jour, l'heure et le lieu de la naissance, le sexe de l'enfant et les prénoms qui lui seront donnés, les prénoms. noms. profession et domicile des père et mère et ceux des témoins. »

Code pénal. — « Art. 346. — Toute personne qui. ayant assisté à un accouchement. n'aura pas fait la déclaration a elle prescrite par l'article 56 du Code civil et dans les délais fixés par l'article 55 du même Code. sera punie d'un emprisonnement de six jours à six mois et d'une amende de 16 à 300 francs. »

C'est très net : on n'y distingue ni enfants mort-nés. ni fœtus. ni embryons ; il n'y est parlé que de naissances. et comme le phénomène est à quelque chose près le même pour les différents cas, point n'est besoin de soulever encore de chinoises objections. Cependant. en vertu de l'article 378 du Code pénal. les médecins croient en général qu'ils ont sinon le devoir du moins la faculté de se sous traire à cette obligation dans les cas tout-à-fait particuliers de dissimulation de grossesse, de recel d'enfants, etc. Il est évident que les articles ci-dessus des codes cités ont eu pour but de s'opposer à ces sortes de choses qui cotoient le crime de si près. C'est juste au moment où la loi fait appel à sa collaboration. civiquement parlant, que le corps médical se dérobe.

Inutile d'établir des distinctions entre Paris, les autres grandes villes et la province ; les usages et la façon de vivre y sont certes bien différents et changent l'aspect de certains faits qui doivent être uniformes pour tout le reste de la France puisque la loi est la même pour tout le territoire.

Nous aimons bien qu'on dise et qu'on accepte qu'à Paris par exemple, il suffit au médecin de déclarer qu'il a fait un accouchement dans tel arrondissement pour qu'il soit en règle avec la loi. Encore sera-t-il difficile à l'Administration de dresser l'état-civil du nouveau-né si ses parents ont intérêt à le faire disparaître. A la campagne, la même déclaration du médecin dans n'importe quelle mairie aura une tout autre portée et d'autres conséquences ; alors.... Y a-t-il, y peut-il avoir deux poids et deux mesures ; si cela est, cela devrait cesser d'être. Que l'on puisse passer sous silence les noms des individus et la désignation des lieux, à la rigueur soit, puisque dans l'article de loi il n'est question que de naissance ; mais tout cela est extra-médical et reste dans le domaine de la jurisprudence pure.

La société a, à l'observance des lois, un intérêt général un peu supérieur, nous semble-t-il, à l'intérêt particulier d'une corporation. Lorsque cela devient très évident par la gravité des conséquences que pourraient entraîner des infractions, aucun médecin ne songe à se soustraire, ni aucun légiste à l'encourager à la résistance. Inconséquence donc; et c'est là que le système du secret médical devient tout à fait dérisoire pour les uns et pour les autres.

Depuis un récent règlement tous les médecins sont pourvus d'un carnet à souches sur lequel ils doivent inscrire le diagnostic des maladies contagieuses telles que la variole, la scarlatine, la fièvre typhoïde, la diphtérie, etc. Ils sont obligés de déta-

cher un feuillet du carnet et de le faire parvenir à
l'autorité municipale pour qu'elle prenne les mesures de désinfection et de prophylaxie nécessaires.

Et les médecins sanitaires maritimes en vertu
du règlement de police sanitaire du 4 janvier 1896,
qui du reste n'a fait que continuer de plus anciennes lois, ne sont-ils pas soumis à de pareilles obligations sous peine de très sévères sanctions ?

Doit-on voir là un conflit de devoirs ? Nous ne
sachons pas que quiconque ait osé le soutenir.

Il est enfin un dernier point sur lequel la lutte
entre le médecin légiste partisan du secret à outrance
et le même, médecin hygiéniste, reste et restera
toujours à la période des combats épiques, mais
sans solution. C'est en ce qui concerne les déclarations des causes de décès. M. Brouardel expose tout
au long un projet élaboré par M. le Dr Passant. Il
ne nous convient pas d'entrer dans un examen
détaillé de ce projet. Il pèche par la base ; il ne reste
qu'un moyen d'approximation. Si le médecin
traitant s'intéressait assez à l'hygiène générale pour
s'affranchir des préjugés du secret médical et être
sincère, seul dans beaucoup de cas il pourrait donner
des indications à peu près précises ; encore faut-il
se rappeler comment se pratique trop souvent la
médecine en clientèle, faut-il se souvenir des surprises que maintes fois réserve l'amphithéâtre
quand on veut confirmer par l'autopsie des diagnostics établis, commentés et expliqués quelquefois
pendant longtemps par des chefs distingués.

Nous pensons personnellement que de très

grands avantages sociaux sont sous la dépendance
d'une hygiène publique dûment éclairée et judi-
cieusement conduite. L'éclaircissement des causes
de mort des individus est un très grand appoint
à l'étude des maladies et partant à la solution des
problèmes pathologiques et biologiques dont dépen-
dent la longévité des sujets et le perfectionnement
de l'espèce. Dans les conclusions, dont nous ferons
suivre cette étude, nous exposerons comment nous
entendons la question et ce que nous désirerions
qu'il fût fait.

IV

Nous allons entrer dans la discussion de la plus intéressante et aussi de la plus importante partie de la question en traitant du secret médical vis-à-vis des différentes personnes.

Et d'abord, quelle doit être la conduite du médecin par rapport à son malade lui-même ? Omettant volontairement de parler de la discrétion, de la circonspection dont il faudra s'entourer pour formuler un diagnostic imprécis, et mieux encore pour fixer un arrêt pronostic, dont les règles trompent si souvent les plus sagaces prévisions, nous ne voulons considérer que les cas où l'homme de l'art est sûr de son diagnostic au sens le plus exact du mot, au sens anatomo-pathologique.

Doit-il la vérité, toute la vérité à son malade ?

En règle générale, si le malade s'adresse à un médecin, c'est, il nous semble, pour savoir la vérité sur son état : quels que soient les arguments du médecin qui réserve une part de cette vérité, quelle que soit la qualité de ses intentions à l'égard de son client, il accepte la responsabilité d'une conduite, dont en principe il n'a pas le droit. L'on proteste en disant que la connaissance d'une vérité peut quelquefois avoir un retentissement sinistre sur la santé générale et faire prendre au mal une tournure fatale. « Les faits de morts subites ou rapides à la suite de la révélation imprudente d'un anévrysme, d'une maladie de cœur, d'une imminence apoplectique ne sont pas absolument rares. » (Legroux). Cette assertion n'a en elle rien qui puisse surprendre, et cependant nous aimerions mieux des faits analysés et détaillés. M. Brouardel rapporte en note le fait d'un malade de province, atteint d'une insuffisance aortique, qu'il lui avait cachée et qui lui fut dévoilée par un confrère plus jeune.

L'illustre maître eut besoin de joindre à son autorité celle de Bouillaud pour rassurer de nouveau son client atterré. Cela surprendra peut-être, mais nous n'hésitons pas à improuver leur conduite. D'abord, Bouillaud fut cruel pour le jeune confrère, qualifié de fort distingué par Brouardel, et à qui on n'avait à reprocher qu'une trop exacte vérité et une minutieuse prudence : cela put lui être préjudiciable ; ensuite, cet homme, vivant encore au temps où M. Brouardel nous rapporte son anecdote, est peut-être mort des suites d'une imprudence qu'il aurait pu éviter ; troisième grief : il a pu négliger des dispositions testamentaires conformes à sa volonté.

Dechambre conseille de tenir compte des dispositions d'esprit du malade ; ce sont là des façons de tourner une question que l'on redoute de trancher ; il rapporte deux cas personnels où il annonça à deux femmes l'imminence de leur mort. — Nous aimons mieux la logique de M. Lelient, qui ne veut tenir aucun compte des conditions d'opportunité, n'entend pas (par terreur du mensonge) que le patient soit jamais trompé, ni sur la nature, ni sur la gravité de son mal, même « dans le but de faire du bien. »

Et de fait, que dans la pratique on demande préalablement aux malades avant tout examen, s'ils veulent savoir tout ce que l'on pense de leur santé, aucun ne transigera. Les progrès de la science reculent tous les jours le problème et apportent pour chaque cas particulier une solution conforme à la déclaration de la vérité. Voyons pour la phthisie en particulier.

M. Brouardel en 1893 — Secret médical — page 52 : « Une mère nous amène sa fille ; celle-ci a des lésions tuberculeuses commençantes du sommet du poumon. Que dirons-nous du pronostic à la mère anxieuse ? que sa fille est phtisique ? c'est un arrêt de mort que nous prononcerions. Nous dirons qu'il y a un peu de congestion, d'induration, d'engouement, qu'il y a lieu, pour éviter qu'il se développe des tubercules, de suivre telle médication, d'aller dans le Midi. Mais nous n'allons pas plus loin. Il faut même souvent, pour qu'un malade reçoive les soins nécessaires, que jusqu'au dernier moment nous entretenions l'espoir dans le cœur des assistants. »

M. le Professeur Landouzy, au Congrès contre la Tuberculose, tenu à Naples du 25 au 28 avril

1900 : « Avec la précocité et la certitude diagnostiques qui mènent à la curabilité de la tuberculose pour le malade, à son évitabilité pour l'entourage, c'en est fini des préoccupations sentimentales qui hantaient nos pères.

Tout individu suspect ou convaincu de tuberculose a droit à toutes les vérités qu'on lui cachait naguère, alors qu'on craignait de le jeter en désespérance ; il a droit à toute cette part de vérité qui, travaillant à son salut, sauvegarde son entourage. »

Pour les néoplasmes, pour l'imminence des troubles mentaux on ne doit pas différer non plus ; sans doute, on n'a pas encore contre les processus qui les amènent, des armes aussi énergiques que contre la tuberculose ; mais après les premiers désagréments de telles surprises, les malades seront plus forts pour lutter contre le mal ; ils se soumettront avec plus de docilité aux traitements qu'on leur imposera et qui comportent toujours une certaine rigueur.

Mitiger un diagnostic, tourner autour d'un pronostic avec des périphrases ambiguës et insister sur la nécessité d'un traitement systématique est une façon de procéder qui éveille toujours des doutes dans l'esprit des patients ; ils vont ailleurs demander la vérité qu'on leur atténue et, en somme, le résultat est plus déplorable que si l'on avait agi franchement de prime abord : le porteur du rétrécissement aortique n'est-il pas un frappant exemple de cela ? La secousse morale de cet individu eût été sûrement moins vive s'il eût appris la vérité dans sa première consultation. Le fait cité par le même auteur à propos des bulletins de santé, rédigés parfois pour les amis du malade ou le public, fournit encore un argument à notre thèse. « Voilà, docteur, disait l'homme politique de M. Brouardel, ce que vous et vos confrères pensez de moi : pourquoi ne pas me tenir le langage que vous tenez derrière moi ? » Que l'on édulcore des préparations pharmaceutiques pour masquer le goût désagréable de certaines substances médicamenteuses, parfait ; mais la Vérité sortit un jour d'un puits toute nue, dit-on ; elle n'a que faire de draperies.

Quelques grands cliniciens, des plus illustres de ce siècle, de ceux mêmes qui interrogeaient leur conscience avec le plus de scrupules, ne se sont jamais départis d'une intransigeante franchise. Songe-t-on à blâmer Récamier d'avoir considéré comme un devoir religieux le fait de donner son opinion sur un cas pathologique. « Il ne la donnait jamais légèrement, dit l'Anglais Tilt, cité par Chéreau, mais une fois déclarée, rien ne pouvait la modifier, ni les convenances, ni le profit, ni l'approbation des autres. »

Au surplus, il est des maladies dont on ne saurait taire le nom, quelqu'alarmant qu'il soit : cela à cause de la contagion possible et à cause de la rigoureuse méthode de leur traitement. C'est la syphilis, par exemple, pour laquelle tout médecin, qui songerait à restreindre l'importance de ses

déclarations, assumerait de terribles responsabilités;
et si l'on se laisse aller dans la voie des fausses
sentimentalités, il est difficile de prévoir où l'on
pourra arrêter le système. Il pourra être quelquefois
dur pour un médecin de peser le chagrin dont il va
affliger son consultant : souvent aussi il provoquera
de hauts cris avec les noms des plus anodins para-
sites, cela ne l'empêchera cependant pas d'informer
telle femme du monde que sa peau est habitée par
l'acarus de la gale, telle autre du demi-monde que
des pediculi ont élu domicile parmi les poils hospitaliers de son pubis.

Quel que soit le diagnostic porté, quand il est
nettement déterminé par une rigoureuse analyse
des symptômes et confirmé par l'avis d'un ou de
plusieurs confrères, s'il y a lieu, nous tenons pour
règle invariable qu'on doit l'énoncer franchement.
Les malades généralement ignorants des mots
techniques ou les interprétant mal, demandent des
renseignements pronostiques : sur ce chapitre,
croyons-nous, il est permis d'être plus vague
d'autant que la même maladie comporte chez divers
individus et dans des circonstances dissemblables
de notables différences d'évolution. Et quand on se
trouve en présence d'une trop grande insistance,
pourquoi ne pas les renvoyer aux traités didacti-
ques? Ils en prendront ce qu'ils voudront ; on sera
toujours là pour contrôler et réformer ce qu'il pourrait y avoir d'excessif dans des opinions formées à
la lecture de faits et de commentaires mal appré-
ciés : à côté de la malignité, les auteurs exposent

toujours la bénignité des entités pathologiques. On pourrait en agissant ainsi éviter au moins que de braves gens ne se fassent des idées fausses sur leurs maladies ; car de toute façon la curiosité les pousse à se documenter ; ils choisissent alors des ouvrages de vulgarisation aussi désolants par leur contenu que rassurants par leurs titres : La Médecine pratique ; la Santé pour tous ; le Médecin du foyer ; tous, œuvres d'un cupide charlatanisme.

Conclusion : A l'égard du malade il n'y a pas, il ne doit pas y avoir de secret médical. Et nous pouvons poser tout de suite comme conclusion de ce que nous allons développer qu'il ne doit pas y en avoir davantage pour l'entourage de celui-ci, quelle que soit la collectivité dans laquelle il vive. Nous ne voudrions pas que notre pensée fût mal comprise : nous ne prétendons pas que les cabinets médicaux deviennent des offices de renseignements ouverts à tout le monde ; nous voulons dire seulement que le médecin doit la vérité, toute la vérité sur le mal de ses malades à tous ceux qui, par de légitimes alliances ou des contrats légaux, peuvent avoir intérêt à la connaître.

Nous allons suivre l'individu dans ses divers rapports sociaux et montrer à mesure quel est notre avis sur chaque cas particulier.

Enfants mineurs, sous tutelle des parents. — Il va de soi que le médecin est obligé de mettre les parents au courant des moindres particularités concernant la santé de leurs enfants jusqu'à un

certain âge. puisqu'aux premiers incombe le devoir
de préserver leur progéniture dans la mesure du
possible et de lutter contre la maladie, quand elle
a envahi les jeunes organismes. Mais à mesure
que les enfants avancent en âge. les choses changent d'aspect, et il peut se présenter des cas jugés
plus difficiles.

Une famille fait appeler son médecin ordinaire
auprès d'un jeune homme où d'une jeune fille
malades depuis quelque temps ; l'homme de l'art
découvre des accidents syphilitiques chez le jeune
homme, une grossesse chez la jeune fille : doit-il
la vérité aux parents ? et sera-t-il coupable envers
les uns ou envers les autres, suivant le plan de
conduite qu'il acceptera ?

Juhel-Renoy. Vie professionnelle et devoirs du
Médecin, page 130. « Je pense que dans tous les
cas le médecin n'est autorisé à parler qu'avec le
consentement formel de la personne intéressée.   .
. . . . et
qu'il n'est autorisé à la violation du secret professionnel que si par le fait de son silence un crime
va se commettre (avortement chez une fille qui
cache sa grossesse). ou une maladie contagieuse
(syphilis) se répandre par l'impossibilité où l'on est
de traiter et de surveiller le malade. »

Brouardel ne prend que des cas extrèmes où le
secret est impossible et conclut de la même façon.

Tourdes fait des commentaires à peu près semblables à ceux de Brouardel, et s'appuyant sur les
mêmes hypothèses de M. Hémar ; mais il cite Gal-

lard qui, lui, est explicite : « Il est bien entendu, dit ce dernier, que l'obligation du secret ne pèse pas sur le médecin qui est chargé par les parents d'examiner un enfant malade et de lui donner des soins. Dans ce cas le médecin ne reçoit plus un secret ; il découvre ce que souvent même on cherche à lui cacher, son rôle se rapproche de celui de l'expert ; alors, comme l'expert, il doit toute la vérité à celui qui l'a commis. »

Dechambre distingue entre les enfants mineurs et les majeurs : « En ce qui concerne les tout jeunes enfants le médecin n'est pas tenu au secret vis-à-vis de leurs parents : c'est affaire de sens commun. Ils sont soumis par la loi à leur autorité et le seraient à la tutelle légale de l'un d'eux en cas de dissolution du mariage. Si l'on voulait fixer l'âge auquel l'on doit cette dispense du secret, on pourrait prendre celui où finit la minorité, c'est-à-dire 21 ans accomplis. Mais dans la pratique, il faut tenir compte de la précocité des enfants, et presque toujours le médecin se sent obligé à les traiter en hommes bien avant qu'ils ne soient majeurs. Il est encore en cela d'accord avec la législation qui permet d'émanciper les enfants avant 21 ans, quand la maturité de leur esprit les fait supposer capables d'accomplir les actes civils. Que les enfants soient majeurs ou émancipés, la conduite à tenir à leur égard est très simple et se déduit aisément des préceptes déjà donnés. Il faut les éclairer sur leurs maladies et leur procurer autant que possible les moyens de se soigner secrètement. La chose n'est pas très malaisée avec des garçons ; mais elle peut l'être beaucoup avec des filles que leurs mères ne quittent presque jamais, et l'on a peine quelquefois à glisser le mot nécessaire qui les amène chez nous non accompagnées et permette de s'entretenir librement avec elles. Il me fallut bien de la ruse pour en arriver là dans une circonstance où l'honneur du nom risquait d'être gravement compromis. »

On le voit, c'est très varié comme règle de conduite. Pour nous, nous adoptons l'avis de Gallard avec toutes ses conséquences. Une personne non accompagnée va voir un médecin ; de ce fait, elle s'émancipe elle même, quels que soient son âge et son sexe : le médecin doit la prévenir des conséquences possibles de son mal avec les gens de la famille avec qui elle vit ; il doit également un avertissement à ceux-ci s'il les connaît, à plus forte raison quand ce sont eux qui ont provoqué l'examen ; les distinguo, les tatillonnements peuvent conduire à des méfaits que de tardives lamentations ne sauraient réparer.

Projets de mariage. — Nos jeunes gens vont quitter la tutelle de leurs parents pour fonder à leur tour une famille. Leurs médecins, consultés par leurs futurs ou les parents d'iceux, doivent-ils faire savoir aux intéressés que le jeune homme en est à telle période de ses manifestations syphilitiques ; que la jeune fille présente tous les stigmates de l'hystérie, confirmée du reste par de périodiques attaques convulsives ?

Nous nous trouvons en face de la même divergence d'opinions, et nous croyons devoir encore recourir aux citations pour laisser à chacun la pleine responsabilité de sa doctrine. Il en sera du reste ainsi pour tous les paragraphes suivants, car les faits que nous envisageons nous semblent les plus lourds de conséquences pratiques.

Dechambre, partisan du secret pour celui des fiancés, dont on est le médecin ordinaire, admet que l'on peut communiquer aux parents de celui-ci ce que l'on aura pu reconnaître de la santé de l'autre dans le commerce ordinaire de la vie. Les arguments développés à l'appui de sa théorie ne sont pas explicites ; il invoque l'article 378 qui force au silence pour ce que l'on sait professionnellement et fait valoir les dangers de la méthode contraire : « C'est en opposant l'utilité publique au droit et au devoir qu'on arrive en toutes choses à la dissolution des principes tutélaires de la société : en politique à l'arbitraire ; en droit à l'injustice ; en morale au relâchement. »

Cependant notre syphilitique va contaminer une jeune fille : tant pis pour elle, tant pis pour les futurs enfants, tant mieux pour nous! Ah! le verbiage a l'appui des privilèges! quelle belle chose! n'est-ce pas le lieu de paraphraser l'exclamation de Mme Rolland? « O Loi, que de crimes on commet en ton nom ! »

Le consciencieux M. Dechambre conseille d'influencer négativement le fiancé malade de toute la puissance qu'on peut avoir sur lui. Ils sont nombreux ceux qui adoptent ce système formulé par Trébuchet ; le texte a trait à une femme indigne : « Le médecin ne peut que l'éclairer sur l'indignité de sa conduite, chercher à la rappeler à des sentiments d'honneur et lui faire entrevoir l'avenir qui l'attend avec l'homme qu'elle a trompé, mais hors de ces démarches toute révélation doit rester sur les lèvres. »

Brouardel est partisan du silence absolu. « Lorsqu'une personne entre dans mon cabinet et me dit : — Docteur, ce n'est pas pour une consultation que je viens vous trouver..., je l'interromps de suite et lui dis : — Si c'est pour un mariage, ne prononcez pas de nom, je ne réponds jamais et je ne veux pas que vous interprétiez mon silence dans un sens défavorable à la personne dont vous voulez me parlez : pour moi le silence est une règle absolue qui ne souffre pas d'exception. »

C'est habilement se soustraire au devoir, s'il est du devoir de tout homme d'empêcher le mal par tous les moyens qui sont en sa puissance ; mais nous constatons à chaque page de cette étude que les médecins se considèrent comme occupant une position tout-à-fait spéciale vis-à-vis de la loi et de la morale sociale.

D'autres, encore plus partisans du silence, voudraient effrayer ceux qui ne savent point se taire, et citent le cas de ce docteur assassiné d'un coup de fusil par un fiancé dont il avait fait briser le contrat. Nous laissons de côté les noms ; à côté de nombreux médecins figurent presque tous ceux des légistes qui se sont occupés de la question, et M. Hénon, cité par M. Brouardel, croit avoir clos le débat d'un mot : « L'exigence des devoirs ne fléchit pas devant l'infamie d'autrui. » Nous pensons absolument comme lui, et si nous avions à disserter sur cet aphorisme, nous montrerions que devant l'infamie de fiancés tarés, prêts à tromper leurs victimes, le devoir impérieux du médecin est de parler. Qu'on lise cette belle page de bravoure du docteur Gaide : « Qu'un de nos clients atteint d'une de ces syphilis constitutionnelles, rebelles à tout traitement, sollicite la main d'une jeune fille pure ; que le père de cette jeune fille vienne en toute confiance nous demander s'il peut la donner à cet homme qui va la souiller au premier contact et lui laisser pour toute consolation des enfants infectés de la maladie du père, devrons nous répondre par un silence qui sera peut-être mal compris ? Je ne le crois pas, et pour ma part, je ne me sentirais pas le courage d'obéir à la loi en pareille circonstance ; ma conscience parlerait plus haut qu'elle, et sans hésiter je dirais : Non, ne donnez pas votre fille à cette homme ! Je n'ajouterais pas un mot : j'aurais la prétention de ne pas avoir trahi mon secret, et si, par impossible, la peine prononcée par l'article 378 m'était appliquée, j'en appellerais à tous les pères de famille, et, la tête haute je plaindrais le tribunal qui se serait cru autorisé à me punir d'avoir préservé d'une infection presque certaine une jeune femme et sa génération tout entière. »

Du même avis Tardieu. Amédée Latour, Brochin. Legrand du Saulle.

Juhel Rénoy, après avoir rapporté plusieurs avis différents et fait diverses citations, dont quelques-unes de celles ci-dessus. s'exprime ainsi : « Chacun remarquera en lisant ces philippiques quels nobles mots reviennent sans cesse sous la plume des maîtres. C'est d'abord « la loi ». les justes lois ! le « dogme médical ». la « sauvegarde de la société » et « ses principes tutélaires ». enfin le « sanctuaire sacro-saint de la science », où s'élaborent les diagnostics « empoisonnés. » Tout cela à coup sûr est infiniment beau. Mais qu'en pense la malheureuse femme infectée par notre consentement, qu'en pense la société qui compte quelques vérolés de plus? c'est elle qui me paraît l'empoisonnée, et le médecin se montre à moi comme un gardien bien infidèle des principes tuté·laires qu'on invoque. Je dis que tout ce qu'il y a d'honnête en nous frémit et s'indigne à la seule pensée de laisser commettre un acte coupable et que le médecin. qui. sur de justes *prévisions*, « dénonce » un empoisonneur. ayant pour lui la loi. est autorisé *moralement* à empêcher sur des *certitudes* un empoisonnement qui n'atteindra pas seulement une innocente. mais toute une génération ! Si la morale n'est pas d'accord avec la loi. tant pis, si un dommage échoit à quelqu'un. regrettons-le. Mais. encore une fois. quelle posture avons-nous, nous médecins, à laisser les innocents payer aux coupables le tribut qu'ils veulent leur imposer :

« C'est un si gros débat entre la conscience du médecin et son désir légal, que je me permets de donner un aperçu, non pas de la marche à suivre qui est l'abstention, mais de celle que j'ai suivie à deux reprises, violant sciemment le secret, sachant à quelles revendications juridiques je m'exposais. Voici les faits :

« *Abstention.* — Il y a plusieurs années, un de mes clients, quelques mois avant de contracter mariage, « enterre sa vie de garçon », conséquence : syphilis. — Je le préviens et lui dis qu'il doit rompre définitivement tous pourparlers. Il semble accéder à mes désirs, quand six mois après, « blanchi » par le traitement, il m'avoue avoir trainé les choses en longueur, prétexté un séjour dans le Midi ordonné par moi comme indispensable à le remettre d'une légère bronchite, et qu'il va se marier sous peu.

» Défense formelle de ma part, représentation d'usage sur le danger d'une pareille conduite, je dis même le mot « déshonnêteté ». Emportement du malade. A quelques semaines de là, je vois arriver sa belle-mère à laquelle il avait donné mon nom lors du voyage en Provence, et venant me demander pourquoi j'avais envoyé son gendre de demain dans le Midi. Réponse évasive de ma part sur sa « fatigue ».

A la question qui va m'être faite : « Puis-je marier ma fille ? » Je dis suivant la formule commandée par les auteurs : « Ne m'interrogez pas. » La dame prit mon silence pour un acquiescement.

Le mariage eut lieu : deux avortements successifs
la première année et la jeune femme succombait
dans la deuxième année de son mariage à une
syphilis maligne.

Voilà le résultat pratique du silence absolu,
mitigé de toutes les objurgations, reproches adressés
au malade dans le silence du cabinet.

Voici maintenant les deux cas de violation du
secret :

Premier cas. — Calqué sur le précédent. Syphilis contractée deux mois avant le mariage projeté ;
vains efforts de ma part pour le faire rompre par
tous les moyens habituels tirés du danger, de
l'immoralité, etc., mais comme c'est un « beau
mariage », le client va passer outre, il se moque du
« scandale » possible, mais non probable, ajoute-t-
il avec cynisme.

« Je m'informe de différents côtés quelle famille
va recevoir un pareil gendre, car le malade ne
m'avait appris aucun nom : je suis assez heureux
pour approcher des alliés de la famille de la jeune
fille, j'apprends le nom du médecin de cette dernière et lui dis de demander « sans avoir l'air d'y
attacher d'importance » au père de s'enquérir si son
futur gendre a bonne santé ; bref, de jeter dans son
esprit la graine que je me promets de faire germer.

» Ceci fait, j'écris au fiancé que des hasards de
clientèle m'ont mis en rapport avec sa future
famille, que peut-être des renseignements vont
m'être demandés, que je ne saurais en fournir
d'aucune sorte, puisque la loi me l'interdit, mais

que, jugeant son mariage profondément immoral, je suis résolu à passer outre et à répondre négativement aux questions qui me seraient faites sur sa santé.

» Le malade était un joueur qui crut qu'il allait gagner partie : il n'écouta rien et force me fut de recourir au confrère de l'autre famille pour que le père vînt me voir. A la traditionnelle question, je répondis sans hésiter : « Non, monsieur, ne mariez pas votre fille avec M. X... » et ce Non fut empreint d'assez de force pour que le mariage fût rompu.

» Epilogue : Mon ex-client (car point n'est besoin de dire qu'il a été porter sa syphilis autre part) ne m'a pas poursuivi car il craint vraisemblablement un scandale pour lui plus que pour moi.

» *Deuxième observation.* — Z..... syphilitique contagieux (deuxième année), vient me consulter pour savoir s'il peut se marier. Réponse négative de ma part.

» Même scène que plus haut. J'ajoute que n'étant pas de ces médecins qui se croient tenus au secret toujours et quand même, je ferais rompre son mariage, *dussé-je violer son secret.*

» Z... part furieux, mais j'apprends par des amis communs qu'il a renoncé à son projet : ici donc la seule menace d'une dénonciation a suffi.

» Chacun puisera dans son ingéniosité les moyens pratiques de s'opposer aux iniquités ; s'il peut les trouver sans froisser la loi, en la tournant, rien de mieux, mais si tout échoue, que le médecin

encoure une responsabilité à coup sûr louable, et
s'il y a dommage, qu'il paie sans murmurer, il
trouvera en lui-même, et j'ajoute dans la conscience
d'une foule de « braves gens » des compensations
équivalentes aux « dommages et intérêts ; » mais
je ne saurais assez le répéter, cette conduite n'est
faite que pour les courageux. *Ce n'est pas celle qui
se doit enseigner*. Il est bien d'oser courir sus au
chien enragé, la loi ne l'ordonne pas. Pour résumer
ce chapitre, je dirais que par ordre de gradation, le
médecin doit représenter à tout malade syphilitique
contagieux qui vient lui demander conseil les
points suivants. Je suis dans l'habitude de tenir à
peu près ce langage :

« Non, Monsieur, vous ne devez pas encore
songer au mariage, la contagion de votre maladie
défie toute prudence, si minutieuses que soient les
précautions dont vous vous entourerez, vous
n'échapperez pas au danger d'infecter votre femme.
D'enfants vous n'en aurez pas ; si, par hasard, il
vous en vient, vivants, ils seront eux-mêmes porteurs de quelques lésions contagieuses, et si vous
voulez les confier à une nourrice saine (ce que je
vous défendrai), ils l'infecteront. Votre responsabilité morale aussi bien que civile est engagée. Le
scandale vous attend, soyez-en certain ; un divorce
est probable, renoncez donc à cette union. » Si le
malade résiste, sollicité qu'il est par quelque raison
pécuniaire, ajoutez les arguments moraux, l'infamie
qu'il y a à aller empoisonner une jeune fille ; si,
comme cela se voit, il est insensible à tout cela,

n'hésitez pas à dire avec toute l'autorité d'un honnête homme : « En ce cas, monsieur, je sais ce qui me reste à faire, dépositaire d'un secret, que je ne voulais pas violer, ma conscience s'indigne, mon humanité se révolte ; si vous pensez que je me trompe, allez consulter les maîtres, les médecins les plus honorables ; demandez leur avis, mais sachez que si vous persistez dans votre démarche, je me croirai dégagé vis-à-vis de vous-même, et que par des moyens que je me réserve, je ferai rompre votre mariage, je l'espère.

» Un langage résolu et honnête ébranle et souvent la menace suffit. Si par exception il n'est plus possible d'arrêter le malade sur la voie du crime que par une violation du secret, eh bien, pesez encore votre décision : assurez-vous bien de la légitimité de votre conduite ; cela étant, mettez-vous en campagne et dites ou faites dire, en assumant toute la responsabilité : « Ne donnez pas votre fille à cet homme. »

» Voilà ce qu'on peut faire pour un syphilitique, mais lorsqu'il s'agit d'une maladie faiblement contagieuse (phtisie), à hérédité probable mais non certaine (cancer, épilepsie, aliénation mentale), la conduite doit différer. Si c'est à l'épileptique lui-même qu'on s'adresse, représentez-lui avec ménagement la possibilité de voir sa maladie se retrouver chez son fils, l'aggravation que lui-même éprouvera peut-être du fait du mariage; bref, par des moyens scientifiques et moraux éloignez-le du mariage. Ici le médecin n'a plus le droit moral,

à mon sens, de lever l'interdiction du secret, car ce
ne sont que des présomptions que cette hérédité du
cancer, de la phthisie et de l'épilepsie, présomptions
trop fondées, mais qui n'ont plus ce caractère de
quasi-fatalité que nous relevions pour la syphilis,
enfin il ne faut pas oublier que, quelque désirable
que soit le célibat de pareils malades, ils sont loin
de faire courir des dangers comparables aux syphilitiques. C'est à la raison de ces malades que le
médecin parlera, en sachant joindre à la fermeté
de son langage un grain de douceur ; car, il ne faut
jamais l'oublier, c'est à des malades que nous
parlons — et combien à plaindre ! puisque leurs
maladies sont trop souvent au-dessus des ressources
de notre art.

» Dans certains cas la conduite du médecin
paraît beaucoup plus simple, ce sont ceux où le
client ou sa famille nous délient du secret professionnel. Il semble, et c'est mon avis, qu'alors
le médecin n'a qu'à demander conseil à son jugement, après s'être fait donner, *par écrit*, l'autorisation en question. En toutes choses il faut considérer la fin, c'est-à-dire voir le service réel qui
découle de la violation du secret, si ce service est
évident, que le médecin parle, puisqu'il y est autorisé, et qu'il le fasse seulement dans les limites
nécessaires.Ces limites, il est vrai, sont impossibles
à fixer, et c'est en se basant sur ces difficultés, que
M. Brouardel et mon regretté maître Lassègue
tiennent pour le silence systématique. Je ne puis
souscrire à cette vue radicale. Ne pas effrayer une

famille qui marie une jeune fille au début d'une tuberculose, alors que le médecin seul sait quelle terrible maladie va germer, quel coup de fouet le mariage, la grossesse vont lui imprimer, me semble coupable, car la tuberculose, convenablement traitée, n'a pas ce caractère de léthalité fatale de jadis. Quel motif pourra donc arrêter le médecin dûment autorisé à parler ? Je l'ignore, et le fétichisme du dogme médical, poussé à ce point, me semble faire méconnaître un devoir autrement sacré : celui de conserver, à tout prix, à qui se confie à nous la vie à défaut de la santé.

» Parler, dire une vérité partielle suffit, et résolument je propose la violation du secret en ces cas ».

On ne peut pas plus nettement s'exprimer.

Tourdes : « On a proposé une consultation préliminaire entre les médecins des deux familles : on va loin dans cette voie : des médecins distingués ont demandé un certificat de santé délivré par un expert assermenté, ou même une espèce de jury médical ayant le droit d'interdire le mariage sans en dire les motifs. M. Muteau relève cette citation de Molière : « Les médecins sont obligés au secret ; il suffit que je vous ordonne à vous et à votre fille de ne point célébrer sans mon consentement vos noces avec lui sous peine d'encourir toutes les disgrâces de la Faculté et d'être accablé de toutes les maladies qu'il nous plaira. »

L'ironie de Molière fut toujours pleine d'à-propos : sur ce sujet-là elle nous semble au moins de mauvaise mise par les temps qui courent ; veut-on savoir ce que M. Juhel-Rénoy pense de ces certificats dont parle si légèrement M. Tourdes ?

« En finissant ce paragraphe, dit-il, n'est-il pas légitime d'exprimer le vœu de voir s'introduire dans nos mœurs une coutume, qui sauvegarderait la santé de bien des familles et qui serait d'exiger de la part des conjoints des certificats de santé. Dans ces conditions il va sans dire que les médecins seraient déliés par autorisation écrite des parties du secret, ils donneraient non un certificat motivé, mais une sorte de « bon pour le mariage ». Ce serait le conseil de révision des mariés, dira-t-on ; oui, si l'on veut, car je crois que l'armée du mariage l'emporte en intérêt social sur l'armée proprement dite. Ces « bons de mariage» devraient être sérieux et ne pas être délivrés comme certains billets de confession, ils seraient la propriété exclusive de chaque individu, ne pourraient être confiées qu'aux personnes assujetties au secret professionnel (notaires, avocats, etc.); ils rendraient des services certains. C'est alors qu'interviendraient la mauvaise foi ou l'ignorance de certains médecins dont parle Dechambre, auquel cet argument semble capital. A mon avis, dans une aussi grave question que le mariage, je pense que les parties s'entoureraient de garanties tant morales que scientifiques ; qu'à un jugement qui leur paraîtrait inique ou mal fondé, elles pourraient invoquer le témoignage d'autorités reconnues de tous, sans parler des responsabilités civiles qu'elles seraient en droit de réclamer contre le médecin indigne ou trop ignorant. C'est une campagne à entreprendre, une agitation à semer, qui fera sourire quelques-uns, qui paraîtra grosse de conséquences légales et extra-légales à beaucoup, et qui cependant pourrait donner d'utiles résultats. Si pareille habitude s'introduisait dans les mœurs, nous ne tarderions pas à voir, à côtés des médecins attitrés des compagnies d'assurances, des confrères que leur notoriété et leur honorabilité désigneraient au choix des familles comme « médecins de mariages » et qui, rendant des arrêts toujours susceptibles d'appel, permettraient d'opposer une digue aux progrès de la syphilis maritale ou de quelques autres maladies redoutables : la natalité et la mortalité ne tarderaient pas à légitimer cette transgression du secret médical. »

Nous n'avons rien à ajouter : à la fin de ces pages nous ferons voir comment personnellement nous entendons ces certificats.

Pendant le mariage. — Ici tous les déontologues et les médecins légistes retombent d'accord sur l'obligation absolue du secret : mais pour des motifs divers et avec quelques distinctions.

Pour Juhel-Rénoy le mal est fait : « La conduite du médecin est ici toute différente et le secret me parait devoir être gardé toujours. La raison m'en semble péremptoire, c'est que maintenant le mal est fait et irréparablement fait. »

M. Brouardel interprète les juristes et un arrêt de la Cour de Grenoble déliant le médecin de l'obligation de tester dans des cas semblables. Il conclut : « En résumé l'analyse des faits que nous avons étudiés doit suffire, il me semble. pour que le médecin soit convaincu. qu'il doit rester fidèle observateur des préceptes traditionnels, que nous trouvons heureusement en France consacrés par la loi elle-même. »

L'intègre Dechambre ajoute une petite variation qui semble envisager un peu les intérêts de la corporation : « Le devoir strict serait de faire connaître aux consultants la vérité ; il va de soi que dire à quelqu'un ce qu'il nous demande sur son propre compte ne pourrait être la révélation de son secret. Si vous ne les connaissez pas, ou si les connaissant, vous n'êtes pas le médecin de la maison. de leur conjoint, de leurs enfants. vous n'avez à être discret envers personne ; la discrétion manque d'objet. Votre rôle commence et finit avec la consultation. Mais êtes-vous le médecin du ménage. alors votre conduite doit changer, et elle variera suivant que les accidents seront ou non transmissibles ; et, dans l'affirmative. suivant qu'ils seront ou non infectants. »

Au point de vue du dommage accompli. si ce n'est pas au médecin à faire la part des responsabilités. ce n'est pas une raison non plus pour que par le mensonge. et nous appelons mensonge le fait de cacher une vérité, il atténue ces responsabilités et les fasse quelquefois dévier de celui qui les a encourues. Si l'on admet un instant que le consultant déclare son état de célibataire, plus personne n'hésite

à opiner qu'on lui doit tous les aveux. Socialement
cela produit juste les mêmes effets et peut aboutir
au drame tant redouté de ceux qui invoquent sans
cesse « les principes tutélaires de la société. » Les
distinctions de Dechambre sont toutes spécieuses :
en les méditant on est tenté de croire qu'une telle
morale pratique ne peut avoir eu pour base que le
souci des intérêts personnels.

M. Brouardel, en se retirant derrière la loi, reste
fidèle à son système ; mais par ailleurs Juhel-Rénoy
disait avec énergie qu'il y a de nombreuses circonstances plus que regrettables où les dispositions
légales s'éloignent malheureusement des principes
d'une saine morale. Et puis, nous ne voyons pas
du tout comment en avouant à un homme ou à une
femme la nature spécifique de tel accident nous
violons le secret de l'autre époux ; souvent au contraire le mettrons-nous au moins pour un temps à
l'abri de la contamination. Ce sera au malade à
rechercher les origines de son mal : si sa conduite
lui est un sûr témoignage de sa provenance, tant
pis pour l'autre. Il y a du reste « les origines à
côté », toujours invocables, sur lesquelles Dechambre s'étend avec complaisance. Que l'on concilie
les intérêts : c'est l'affaire de l'humeur d'un chacun ;
mais que l'on cache la vérité sur la nature du mal,
là commencent le mensonge et le délit : M. Lelient
ne l'excuse pas, nous non plus.

En principe, ne doit-on pas toujours aide et
protection aux opprimés ? au surplus il y a la contagion à éviter et de nouvelles victimes à préserver.

C'est surtout pour cette raison que nous n'admettons aucune restriction pour aucune maladie que ce soit, syphilis, blennorrhagie, chancres simples, tuberculose, cancer, etc., etc.

Secrets des Parents envers les Enfants. — L'adage antique, décrétant sur la tête des enfants la peine des fautes de leurs pères, est un résumé concis des lois de l'hérédité. Toute sanction suppose que le condamné sait de quel méfait il est justiciable ; il serait contraire au droit commun qu'un individu payât tout un arriéré d'atavisme physiologique, sans connaître la source de son mal.

En pratique, le médecin suppose chacun de ses malades instruit de la santé et de la maladie de ses parents ; il appelle cela les antécédents héréditaires. Il arrive, la plupart du temps, pour ne pas dire toujours, qu'un sujet ne peut tirer aucune considération d'étiologie, d'hygiène ou même de traitement personnel de ses connaissances sur les maladies de ses ancêtres. Le médecin, qui le fera pour lui, devra lui expliquer ses conclusions ; s'il ne le fait pas, il n'ira pas jusqu'au bout de son devoir : dans certains cas il pourra avoir peur d'effaroucher en faisant pressentir à des enfants, exagérément respectueux de la mémoire de leurs ancêtres, que ces derniers étaient atteints de telle ou telle maladie réputée honteuse ; n'importe, ils doivent le savoir pour eux et pour leur descendance. Le jour où tout le corps médical agira ainsi, les intérêts de personne n'auront à subir de compromission d'une pareille conduite.

Nous ne voulons pas répéter qu'il faudra user de circonspection lorsqu'il s'agira d'un diagnostic rétrospectif, quelquefois plusieurs années après la mort des personnes en question : on pourra être plus affirmatif quand on aura été soi-même le médecin traitant du père ou de la mère de tel ou tel malade ; et, dans ce cas, une conscience professionnelle intransigeante ne devra pas attendre la production d'un accident possible pour instituer avec autorité des mesures prophylactiques. En conclusion : non seulement les parents n'ont pas le droit de cacher une de leurs tares physiologiques quelconques à leurs enfants, mais ils ont le devoir de leur en révéler le moindre détail. L'homme de l'art doit veiller à ce que ces communications soient transmises comme une part d'héritage patrimonial inaliénable. Il doit tout expliquer, tout mettre à point et préciser les déductions pratiques que comporte chaque situation.

En dehors des personnages constituant la famille et immédiatement à côté, le médecin se trouvera en présence de la catégorie d'individus qu'on appelle les domestiques. Au temps des Romains, c'étaient des esclaves qui faisaient partie de la famille : *familia, gens* ; aujourd'hui, le sens du mot famille s'étant restreint, l'ensemble des maîtres et serviteurs est communément désigné sous le terme « maison ». Dès l'instant qu'un individu accepte une charge dans une maison, il doit être apte à la remplir, c'est à celui qui l'engage à se rendre compte de ses aptitudes ; mais il y aura toujours une série de circonstances et de faits qui ne seront appréciables qu'à un médecin : de là, l'ingérence de celui-ci dans les rapports de maîtres à domestiques et réciproquement. A ce sujet la littérature médico-légale a rapporté et analysé des multitudes de faits différents ; les tribunaux ont eu à juger et leurs arrêts sont tout ce qu'il y a de plus divers. Nous ne voulons pas entrer dans la critique de tous ces cas particuliers, ni rapporter les opinions de chaque auteur. D'autant que presque tous détournent la question du domaine du droit pur et par une série de détours en arrivent aux procédés des arrangements à l'amiable ; ils font des chapitres remplis de conseils sur le tact et l'habileté que le médecin doit déployer en pareil cas pour ménager les situations et les susceptibilités.

La question se pose sous deux formes :

1° Doit-on aux maîtres, par rapport à leurs domestiques, le secret sur les maladies dont ils peuvent être atteints, de quelque nature qu'elles soient ?

2° Doit-on aux domestiques, par rapport à leurs maîtres, le même secret ?

Réponse : non et non.

Que l'on soit le médecin traitant des uns ou des autres, on doit, dans tous les cas où l'on est consulté, dire aux uns et autres la pure vérité : à Madame X... que sa bonne présente des signes de probabilité de grossesse, plus tard que cette probalité est devenue une certitude ; à Mademoiselle Z... que sa maîtresse est atteinte de syphilis à la période contagieuse, que telles dartres, qu'elle doit soigner, sont produites par des trychophytons et qu'elles sont très contagieuses, le tout sans aucune cachotterie.

Car ou bien la conduite des uns envers les autres sera franche, et dans ce cas le médecin n'aura rien à dire ; ou bien on procédera par dissimulations et malhonnêtetés, et c'est alors qu'il sera du devoir du médecin de prévenir des accidents, dont les victimes auraient le droit de le rendre responsable.

Cette règle de conduite doit devenir d'autant plus rigoureuse que dans certains cas il peut s'agir d'une classe de serviteurs particulièrement intéressante : nous voulons parler des nourrices mercenaires. On doit toujours toute la vérité aux nourrices et aux parents des nourrissons, on la doit intégralement, absolument : un tribunal qui, dans de pareilles conditions, statuerait contre un médecin pour violation de secret professionnel, nous semblerait lui-même condamnable. La loi n'est jamais contraire à la loi, quoi qu'en dise M. le professeur Fournier. La loi doit toujours être en concordance avec la justice, et dans le cas particulier la loi est contraire aux principes du juste, c'est ce qu'a très bien compris l'éminent syphiligraphe, et il n'a écrit cet énoncé paradoxal que pour pouvoir rester apparemment défenseur du Dogme du Secret médical, tout en conseillant par ailleurs aux praticiens une conduite qui ne soit préjudiciable ni aux nourrices, ni aux nourrissons. Il faut du reste lui rendre hommage de la maîtrise avec laquelle il a traité le sujet. Le médecin, après avoir agi selon sa conscience par un impératif veto envers les sujets infectés, ne saurait mieux faire que de suivre les conseils pratiques de ce maître expérimenté.

On peut aisément inférer de ce qui précède ce que nous pensons du devoir du médecin quand il se trouve en présence d'une maladie contagieuse chez un individu vivant dans une collectivité. À ce point de vue, la pratique actuelle est du reste en pleine conformité avec nos idées. Les pensionnats, où vivent ensemble un plus ou moins grand nombre d'élèves, se ferment quand éclate dans leur sein une épidémie quelconque : les cas isolés sont dénoncés, les élèves atteints séparés, qu'il s'agisse de fièvre typhoïde, de diphtérie, de scarlatine, de variole, de rougeole ou simplement de gale, de teigne, etc. La syphilis ne présente pas les mêmes dangers : encore faut-il que le porteur soit minutieusement averti des dangers que son imprudence pourrait faire courir à ses voisins; il faut aussi que le directeur soit informé et qu'il veille à l'observance des règles d'hygiène du sujet contaminé, pour qu'il puisse l'exclure au cas échéant de l'inobservance de ces règles. Il y aura toujours beaucoup de chances pour que le médecin de l'établissement soit systématiquement évité : aussi serait-il bon peut-être qu'il y ait de temps en temps ce qu'on appelle dans l'armée des « revues de santé ».

L'opportunité d'un pareil procédé cesse d'être discutable lorsqu'au lieu d'élèves de pensionnats on a affaire à des ouvriers d'usines. Dans certaines industries. outre les promiscuités de la vie en commun, les ouvriers ont à se servir de mêmes instruments qui entrent en contact avec leurs muqueuses, par exemple le tube des souffleurs de verre. Après un exemple du renvoi de l'un d'eux pour accidents secondaires, il y a tout à parier que les autres, prévenus et tenant peu à quitter un travail qui est en général leur seul moyen d'existence, prendront des conseils ailleurs qu'auprès du médecin qui peut les signaler. Il faut donc prévenir les possibilités de contage en les soumettant à des examens régulièrement espacés. Nous croyons presque inutile d'ajouter qu'il sera du devoir du confrère étranger consulté de prévenir qui de droit. s'il connaît la situation de son consultant.

Dans les grandes administrations. dans la marine du commerce. les compagnies directrices et armatrices ont à supporter en général les frais de maladie de leurs employés. Il est de règle de laisser les malades à leur propre charge pour les cas d'accidents vénériens ; mais ceux qui sont atteints, s'ils s'adressent au médecin préposé officiellement à leurs soins par l'établissement, commencent par demander le secret le plus absolu : cela n'a pas de grands inconvénients tant que le sujet, prudent à l'égard de ses compagnons, peut continuer son service en suivant un traitement régulier : quand il est obligé de le cesser. il se retire derrière des dénégations et n'avoue jamais la nature spécifique de son mal. si elle n'est pas trop flagrante. escomptant la sécurité que lui assure le mutisme obligatoire du médecin. Au cas où ils agiraient avec une trop manifeste malhonnèteté, aucun homme de l'art ne se croirait lié, pensons-nous, par une promesse quelconque, d'autant que dans l'espèce il doit par contrat la vérité à la compagnie qui le commet.

Tout cela pour démontrer que ce fameux Dogme du Secret crée trop souvent des situations aussi fausses qu'il est dépourvu lui-même de juste base.

Ainsi en est-il avec les Sociétés de secours mutuels : elles ne doivent pas payer les frais occasionnés par le traitement des maladies vénériennes, dont peut être atteint un de leurs membres : si celui-ci refuse de rémunérer son médecin, ce dernier se trouve dans l'aléa de violer l'article 378 ou de perdre le fruit de sa peine.

Contradictions ; loi contre loi. pour parler comme M. Fournier ; plus exactement : loi contre justice ; et pourtant M. Brouardel se fait le défenseur de la loi. même dans les cas où elle est ouvertement contraire au Droit. Nous citons :

« *Les grandes administrations, les directeurs d'usines importantes* qui ont attaché à leur service un personnel médical. ont l'habitude de faire dresser des tableaux dans les colonnes desquels le médecin traitant doit consigner le nom du malade, la nature de la maladie. la durée probable de l'incapacité du travail, etc.

» *Les statuts de beaucoup de sociétés de secours mutuels* excluent du traitement donné aux sociétaires certaines maladies. notamment les affections vénériennes. Des bulletins délivrés au médecin réservent souvent une case pour l'inscription de la nature de la maladie.

» Il me semble incontestable que lorsqu'il donne les indications qui lui sont demandées, le médecin viole l'article 378 du Code pénal.

» Je sais que l'on peut répondre que cette violation du secret médical résulte d'un contrat librement consenti et plus ou moins explicite, passé entre la Compagnie et ses ouvriers ou entre les sociétaires d'une société de secours mutuels. Cette raison ne me semble pas suffisante. En droit, une convention entre particuliers ne saurait annuler un article de loi, et je suis convaincu que si l'un des contractants estimait que la dénonciation de la maladie par le médecin a porté préjudice à ses intérêts ou à ceux de sa famille, il pourrait poursuivre le médecin devant les tribunaux.

» Je ne connais sur ce point qu'un seul jugement rendu par un tribunal, et encore le très bref compte-rendu que j'emprunte au « Concours médical » est trop laconique : il fournit trop peu de renseignements sur les circonstances de la cause pour que l'on puisse conclure que la jurisprudence soit fixée. Voici cette note :

On lit dans le *Petit Nord* :

Violation du secret professionnel. — A son audience d'hier, le tribunal correctionnel de Lille a condamné à 16 francs d'amende, le Dr D....., médecin de la société de secours mutuels d'une commune des environs de Lille, accusé d'avoir

révélé au président de cette société une maladie
secrète dont était atteint un de ses sociétaires.

« Alors même que contrairement à notre avis,
la jurisprudence déclarerait que ces révélations
sont licites, nous pensons qu'il y aurait un devoir
professionnel à ne rien révéler. Il ne faut pas qu'au
moment de confier les causes de sa maladie au
médecin, le malade puisse être retenu par la
crainte de la révélation de sa confidence. Ce serait
décider que dans ces conditions les moyens de
guérison sont limités et violer la théorie acceptée
par la justice elle-même que ce qui prime tout est
l'intérêt de la santé du confident. »

Non, décidément, nous n'entendons pas ces
choses-là comme M. Brouardel, ni comme la prétendue justice, dont il parle. — Son raisonnement
est spécieux ; car, quand il s'agit de spécificité, les
signes sont d'ordinaire assez nets pour qu'il soit
difficile au malade de dérouter un médecin sagace
et instruit ; et le traitement dépend peu la plupart
du temps des aveux du malade, auxquels M.
Brouardel semble attacher tant d'importance ;
cette importance ne se trouve plus notée que dans
les très vieux chapitres de nosographie. — Les
articles de loi ne sont pas éternels, les codes doivent
être révisés à mesure de l'évolution des besoins
sociaux qui les ont inspirés. La loi, la juste loi, ne
devrait jamais être autre chose que l'expression du
devoir moral, au sens métaphysique du mot,
malheureusement, elle fixe trop souvent les rapports
sociaux des individus d'après des concessions d'une

classe à une autre : elle légitime des privilèges acquis à un moment donné, qui, avec l'évolution inévitable des choses, deviennent de flagrantes injustices.

Que dira-t-on de la façon dont dans l'armée on entend l'article 378 ? Ici, le privilège s'affirme plus brutalement : ledit article est applicable aux officiers, mais non aux hommes !... aucun déontologue n'a protesté.

Tourdes constate la chose comme la plus naturelle du monde : « Les médecins militaires, dit-il, font connaître la nature de la maladie des hommes qu'ils envoient à l'hôpital. » — Bien, mais pour les états-majors, une décision ministérielle du 4 avril 1845 vient encore renforcer les dispositions légales de l'article 378. — « Lorsque des officiers sont malades à la chambre, un des officiers de santé est chargé de les voir et de rendre compte de leur état au lieutenant-colonel. Le ministre de la guerre consulté sur la question de savoir si l'officier de santé doit, en rendant compte de l'état des officiers, faire connaître en même temps la nature de leur maladie, a répondu que cette obligation ne saurait nullement être imposée aux officiers de santé, dont les fonctions purement médicales par les règlements se trouveraient par là dégénérer en un moyen supplémentaire de police ; en gardant le silence à ce sujet, les officiers de santé ne sont pas d'ailleurs mûs seulement par une honorable susceptibilité, ils ne font que se soumettre aux prescriptions que la loi (art. 378) leur impose. »

Nous voudrions bien savoir quel serait l'avis de
M. Brouardel si un simple simple soldat intentait
une action civile à un médecin-major, qui, sur le
cahier de la situation journalière, inscrit le mot :
syphilis à côté du nom du malade.

Pas plus que pour les soldats le privilège
n'existe pour les pauvres ; quand la maladie les
atteint, ils sont obligés de frapper à la porte de
l'hôpital : là tout est public, au moins dans un
certain milieu, le service.

Voyons ce qu'en pensent les auteurs :

Tourdes : « Un médecin d'hôpital, qui inscrit
sur son cahier de visite le nom du malade et celui
de la maladie, qui discourt en public sur les causes
et la nature de l'affection, use d'un droit avec les
ménagements que l'humanité commande. Cette
dérogation au secret médical est autorisée implici-
tement par le malade ; par cela seul qu'il a été
admis dans un service hospitalier, il est soumis aux
règlements qui y sont en vigueur. »

Brouardel : « Les pancartes, sur lesquelles les
médecins des hôpitaux inscrivent le diagnostic de
la maladie, ne contiennent pas seulement des indications médicales, mais également le nom, le domicile, l'état civil du malade. Elles sont transmises
aux bureaux de l'administration hospitalière, et
les employés, les familles des malades, la justice
ou la police peuvent y trouver d'utiles renseignements, lorsqu'il y a lieu de rechercher un individu
disparu, de constater un décès, etc.

» Placer à côté d'indications relatives au séjour

dans l'hôpital, à la vie ou à la mort d'une personne, des renseignements purement médicaux est un danger. Le médecin livre ainsi soit à la justice, soit à des individus sans mandat, dont la curiosité peut être légitime ou indiscrète, des données capables de compromettre gravement les intérêts de leurs malades.

» Cette situation est d'autant plus sérieuse que la personne qui entre à l'hôpital n'a pas, à cause de sa misère elle-même, le choix du médecin. Celui-ci lui est imposé, il est par conséquent son confident obligé. La révélation de la maladie est, selon moi, une faute médicale. Je sais ce que la statistique perdra par l'observation étroite de notre devoir, mais j'estime que la pauvreté de notre client ne nous délie pas de ce que nous considérerions comme une règle sacrée, s'il s'agissait d'un client riche.

» Il serait d'ailleurs possible, par une organisation analogue à celle qu'ont proposée MM. Bertillon et Passant, d'avoir deux pancartes séparées, l'une administrative, l'autre purement médicale, et d'obvier aux inconvénients que je signale : mais, dans l'état actuel des choses, ne mettons jamais sur la pancarte de jeunes filles : syphilis, vaginite, avortement, etc.

» La publication des observations médicales recueillies à l'hôpital prête aux mêmes remarques. Il faut s'abstenir avec grand soin d'indiquer le nom, le domicile des personnes dont nous rapportons les observations. L'intérêt scientifique n'y

perdra rien ; ce qui importe, ce n'est pas l'individualité du malade, mais la connaissance des
particularités de sa maladie. »

Juhel-Rénoy : « Pour la publication journalière des observations cliniques, protocoles d'autopsie, les médecins ne doivent jamais désigner la
maladie sous peine d'enfreindre le secret. »

On voit par là tout plein de bonne volonté et
d'humanitaires sentiments : la pratique est absolument contraire aux conseils et préceptes de ces
maîtres.

D'abord, la pancarte hospitalière porte l'état-
civil du malade, son domicile, etc. : le corps
médical n'a rien à y voir, c'est l'administration qui
se charge de l'inscrire et qui l'inscrit au pied de
chaque lit ; voire, elle a des agents qui contrôlent
en ville la véracité des déclarations de l'individu
hospitalisé : ainsi l'entrée dans des établissements
qui devraient être des asiles discrets de charité
entraîne comme première conséquence la violation
du secret de l'individualité.

De plus, la pancarte porte en suscription
l'alinéa : *Nom de la maladie* : .   .   .   .   .   .
Nous savons bien que le plus grand nombre des
médecins et des chirurgiens des hôpitaux font procéder avec le plus de discrétion possible, en faisant
inscrire invariablement « *Fièvre* » dans les services
de médecine et « *Blessure* » dans les services de
chirurgie. Mais, comme nous le disions au début
de ce paragraphe, il y a le service, composé, les plus
restreints, d'un interne, de quatre à six externes,

d'une infirmière et de deux ou trois filles de salle : la plupart sont bien plus nombreux, les grands maîtres ont des suites innombrables. Devant tout ce monde le malade est examiné, les symptômes de son mal analysés, son diagnostic discuté à haute voix : nous dirons tout à l'heure quelles sont les personnes légalement contraintes par l'article 378.

Enfin, de cette façon-là, les voisins d'un malade en savent autant ou plus que lui sur sa maladie, et sont souvent à même de répéter à qui voudrait les entendre, les considérations de séméiologie, de prognose ou de traitement qu'ils entendent le matin.

Nous ne critiquons en rien les services hospitaliers ; outre qu'il serait impossible d'y agir autrement, nous ne trouvons aucun inconvénient à cet état de choses, les gens du peuple y trouvent les avantages des consultations présentant des garanties superlatives de nombre et de science ; mais pour parler l'argot des malades des faubourgs nous voudrions qu'on cessât « de barber avec le chiqué » de leurs secrets. Qu'on nous pardonne cette expression ; les choses sont ce qu'elles sont, les gens parlent chacun leur langage et tous les sentiments philanthropiques de M. Brouardel n'y ont encore rien changé.

Peut-être ne trouvera-t-on pas trop libre ce parler populaire, si l'on veut bien penser un instant que les riches réclament surtout le secret pour les maladies honteuses ; nous savons qu'on désigne spécialement de cette appellation les affections vénériennes. Or, les pauvres sont obligés d'aller

guérir les leurs dans des hôpitaux spéciaux ; Lour-
cine, le Midi jouissent dans Paris d'une célèbre
réputation et ce n'est pas parce qu'on les a débapti-
sés en appelant le premier Hôpital Broca et le
second Hôpital Ricord que le peuple se trompe sur
leur destination : il faut bien qu'il la sache du
reste, sans quoi ces maisons ne répondraient pas à
leur but. Et les asiles d'aliénés : Sainte-Anne,
Bicêtre, Villejuif. Ville-Evrard, Vaucluse ? Les
riches eux mêmes ne s'en sauvent pas, Saint-Mau-
rice et les maisons similaires n'abritent que des
fous. On peut arguer que dans ce dernier cas, il y
va de sûreté sociale; très bien, mais que deviennent l'article 378 et l'impeccable logique de Monsieur le Conseiller à la Cour de Cassation. Tanon ?

L'argument que nous fournissent les hôpitaux
spéciaux contre les injustes conséquences du
dogme du secret médical en appelle un autre, tiré
de la façon dont on use avec les prostituées. Ici, les
législateurs sont seuls incriminables, le rôle des
médecins se bornant à l'examen des filles qu'on
leur présente ou qu'on leur désigne. Mais telle
fille soumise, en maison ou en carte, est contrainte
à un règlement sévère qui semble ne pas se douter
du tout de l'existence de l'article 378, et ignorer
que cette fille pourrait demander le secret au médecin délégué par l'administration. Sécurité sociale,
dira-t-on encore : cependant une autre classe de
filles « folles de leurs corps » fréquentent des cafés
un peu « chics » et les argousins ne les inquiètent
pas ; 99 pour 100 des chanteuses de cafés-concerts

« font » quatre amants par semaine, quand leur nombre n'excède pas celui des journées ; elles vivent tranquillement dans leur meublé sous le qualificatif d'artistes : à la requête des policiers, elles présentent la feuille de leur engagement et tout est dit.

Or, voici des résultats statistiques obtenus par M. le professeur Alfred Fournier sur la contamination de la blennorrhagie : 388 individus, porteurs de chaude-pisse, accusaient les origines ci-dessous :

Filles publiques.	12
Prostituées clandestines	44
Filles entretenues, filles de théâtre .	138
Ouvrières.	127
Domestiques.	41
Femmes mariées	26

Ainsi les théâtreuses, couvertes par leurs engagements, les filles entretenues par leurs entreteneurs, n'en sont pas moins que les autres prostituées un danger public, d'autant que pour la syphilis les proportions des statistiques restent à peu près les mêmes que celles de la blennorrhagie. Si l'on contraignait les filles de théâtre aux règlements de la prostitution, la mise en pratique serait difficile : où commence, où finit la prostitution parmi elles ? aux grandes chanteuses d'opéra, à la sortie du conservatoire ou aux chahuteuses de bas-beuglants ? Pour les filles entretenues leurs protecteurs crieraient à l'arbitraire et se réclameraient de leurs droits civiques. Les règlements de la prostitution ne sont plus convenables à nos temps : ils pouvaient être excellents hier, aujourd'hui ils maintiennent un dangereux privilège que rien ne justifie. Puisqu'on ne peut pas contraindre les unes, qu'on laisse les autres libres : c'est à leurs clients à se garer.

En attendant, pendant que l'article 378 reste lettre morte pour les dernières, les autres ont le droit de poursuivre le médecin qui leur manquerait de discrétion et le ministère public a devoir de veiller à ce qu'on ne divulgue pas leurs « bobos d'amour », dont les victimes sont plus nombreuses que celles des chancres de la pierreuse.

Avec la presse nous voici bien dans un dédale plus tortueux encore.

Pour la publicité ordinaire dans les feuilles extra-médicales, il va de soi que tout le monde est d'accord : on doit leur refuser le plus mince avis concernant les malades et éviter d'écrire ou de signer quoi que ce soit, dont elles puissent exciter ou satisfaire la curiosité de leur public. Certificats, lettres, bulletin de santé, observations, tout écrit médical, de quelque nature qu'il soit, concernant un individu et venant à être divulgué, constitue un délit justiciable de l'article 378. Le verdict de l'affaire Watelet nous en est encore une preuve ferme.

Pourtant le corps médical n'y perdra pas un iota à la publicité de ses faits et gestes : dans les feuilles spéciales tout lui sera permis sans que les magistrats en prennent ombrage ; même ils écarteront la question. si quelque indiscret s'avisait de la leur poser. Brouardel. page 115 : « La question d'ailleurs a été soulevée. mais non résolue dans le procès du Dr Watelet. Celui-ci faisait remarquer qu'après la mort de Gambetta. les médecins qui l'avaient soigné. ceux qui avaient pratiqué son autopsie. avaient publié in-extenso l'observation médicale. Le Dr Watelet demandait pourquoi on n'avait pas poursuivi ceux-ci. et pourquoi on le poursuivait. lui. Était-ce. ajoutait-il. parce que la révélation de la maladie de Gambetta avait été faite par les Drs Charcot. Verneuil. Trélat. Brouardel, Cornil. Siredey. Lannelongue ? Les mobiles qui avaient poussé ces messieurs n'étaient-ils pas analogues à ceux qui l'avaient guidé lui-même en disant quelles étaient les causes de la mort de Bastien Lepage ? Les médecins de Gambetta, violemment attaqués dans leur conduite médicale. n'avaient-ils pas tenu. comme lui, à se disculper ? Pourquoi deux poids et deux mesures ?

« Je ne sache pas que le ministère public ait répondu à cette argumentation. Il existe entre l'affaire propre à M. Watelet et celle qu'il lui compare des analogies. c'est vrai. mais aussi de notables différences.

» Les médecins de Gambetta ont désiré justifier leur intervention médicale. mais ils ont publié leur observation dans un journal médical ; ils ont choisi pour juges de leur conduite le corps médical lui-même. et non les lecteurs d'un journal politique.

Si on relit cette observation, on voit que tous les détails, qui pouvaient intéresser la curiosité extra-médicale, sont supprimés, on n'a conservé que ceux qui sont absolument techniques.

» De plus, rien dans cette observation n'indique une maladie que Gambetta ou sa famille eussent intérêt à tenir secrète par sa nature ou son hérédité possible. »

Voilà, ce nous semble, une dissertation plus spécieuse, et dont on ne peut tirer aucune conclusion sérieuse. Les journaux médicaux sont-ils donc exclusivement réservés au public médical ? L'acquisition de la « Gazette hebdomadaire », la feuille désignée par M. Brouardel, n'est-elle aussi facile à n'importe qui que celle du « Matin », où M. Watelet lit sa réponse aux insinuations du « Voltaire » ? Lorsqu'on nous aura prouvé que l'achat des journaux et livres de médecine est un apanage exclusif au corps médical, nous pourrons trouver peut-être quelque valeur à cette argumentation, encore que toujours d'après le dogme, un médecin n'ait pas le droit de confier à un autre médecin le secret d'un de ses clients, sans en avoir l'autorisation de celui-ci.

Voyons Tourdes à ce sujet : « Le médecin peut-il faire connaître à un confrère, pour lui demander conseil, le secret qui lui a été confié et qui serait obligatoire pour le nouveau confident ? La question a été résolue par la négative. « Le confident qui, sans l'autorisation de celui qui s'est confié à lui, commet, même dans son intérêt, une indiscrétion quelconque, transgresse l'obligation qui lui est imposée » (Muteau) : il ne peut recourir à une consultation de ce genre sans le consentement formel de la personne intéressée. »

En pratique on en use bien d'une autre façon et sans inconvénient, à notre avis. Les médecins consultants signent des bulletins de santé que publie la presse politique. La presse médicale publie des observations in-extenso, sans mettre les noms des malades, c'est vrai, mais qui ne seraient pas bien difficiles à trouver pour quelqu'un qui y aurait intérêt. Les thèses de doctorat sont la plupart éditées sur une ou deux observations fondamentales, rapportées avec détails : presque toutes les observations commencent ainsi : Le nommé H... M.... âgé de... entre à l'Hôtel-Dieu, salle St-Jean, n°... le 15 avril 1900.......
... Exeat le 20 juin.

Est-ce que ces renseignements ne suffisent pas à individualiser nettement quelqu'un avec l'appui des cahiers administratifs ?

Et les présentations de malades aux diverses sociétés, de chirurgie, de médecine, des hôpitaux, à l'académie de médecine, aux cliniques, etc. ? Les malades y consentent, dira-t-on ; qui sait ce qu'ils en feraient s'ils en avaient l'absolue liberté ? Le public est spécial, dira-t-on encore : oui, la majorité ; mais combien de gens étrangers à la profession médicale ne voit-on pas dans ces assemblées ? Les auditeurs de Charcot, les spectateurs de Péan, pour ne parler que de ceux qui ne sont plus, étaient-ils tous des médecins ou des étudiants ?

Le dogme du secret médical est un leurre, une erreur. Ses plus ardents partisans, M. Brouardel lui-même, sont en constante contradiction avec eux-mêmes dans leurs théories et leurs écrits.On ne doit rien divulguer, disent-ils ; et pourtant après la mort de Gambetta, M. Brouardel écrit et signe avec ses confrères. Prenez sa brochure sur le Secret médical : au verso de la couverture on lit sous la rubrique : Principaux travaux de M. Brouardel :

Étude médico-légale sur les causes de la mort du baron de Reinach, par P. Brouardel, P. Schutzenberger, H. Richardière, J. Ogier et A. Villiers, etc., etc.

Du reste, la théorie du secret professionnel admise importe logiquement avec elle la négation pure et simple de la médecine légale, à moins qu'on accorde la prépondérance à une loi sur une autre. Et alors... avec des considérants et des attendus... on a de l'espace.

Une dernière considération va finir de nous édifier sur le peu de consistance de l'article 378, et nous bien montrer que c'est un privilège pour un corps constitué, sans autre chose. C'est la non-application de cet article aux auxiliaires du médecin ; la doctrine a été fixée à cet égard par un arrêt de la Cour de cassation : cela a donné lieu à quelques protestations. Tourdes expose ainsi l'état des choses : « Aucun doute n'est possible sur l'application de la loi aux personnes qui sont rattachées par un titre régulier à la profession médicale et qui sont aujourd'hui les docteurs en médecine, les officiers de santé, les sages-femmes et les pharmaciens. On peut supposer que les dentistes sont aussi soumis à l'obligation du secret professionnel.

« Mais la même loi incombe-t-elle aux auxiliaires du médecin ? La Cour de cassation a décidé par un arrêt du 8 décembre 1864 que les dispositions restrictives de l'article 378 ne sauraient être étendues à ceux qui, sous la direction d'un médecin, sont appelés accidentellement à soigner un malade ; « que, de même que la peine dudit article ne saurait les atteindre, de même ils ne peuvent révéler à la justice des révélations qu'elle leur demande dans l'intérêt de la société. » L'obligation du secret ne serait ici qu'un devoir moral dont la transgression n'exposerait à aucune peine. Je ne puis me ranger à cette jurisprudence, dit M. Muteau, dans son traité du secret professionnel ; en face de la généralité des termes de l'article 378, je ne me fais pas à l'idée que le chirurgien qui opérera sera tenu de garder le secret sur l'opération qu'il aura faite, et que la personne qui l'aura aidé de son concours, si elle n'a pas de diplôme, ne le sera pas.... » Une distinction ne doit elle pas être faite entre les gardes-malades et les autres serviteurs, et les étudiants en médecine amenés comme aides par le chirurgien ? La Cour a décidé que l'obligation de témoigner pèse sur l'élève, alors qu'elle ne peut atteindre le médecin ou le chirurgien. Je ne prétends pas invoquer ce privilège, dit M. Gallard, en faveur des gardes-malades et des autres serviteurs. mais je m'étonne qu'on le conteste aux aides que nous amenons avec nous, quand surtout ces aides sont des élèves destinés à devenir eux-mêmes des médecins. Ils entrent près du malade sous la responsabilité du médecin, ne sont-ils pas assujettis aux mêmes devoirs ? Les soins que l'élève donne sont particuliers et professionnels ; il leur serait donc loisible au cours de leurs études de violer ce secret qu'ils doivent si religieusement garder plus tard. La peine étant de droit étroit, les dispositions de l'article 378 leur sont sans doute difficilement applicables, à moins de considérer que faisant l'apprentissage de leur art, ils rentrent dans la catégorie des personnes dépositaires de secret par état ; en tout cas ne doit-on pas reconnaître suivant la remarque de MM. Briand et Chaudé, qu'il serait peu digne de la justice d'exiger du collaborateur du médecin des révélations qu'elle ne pourrait exiger du médecin lui-même. »

Cela se passe de tout commentaire : nous pourrions rapporter là-dessus des séries de faits qui sont absolument topiques.

A côté, il y a la question chicane : En quoi consiste la divulgation? La valeur des témoins : quand ce n'est pas un fait de publicité, quand il n'y a pas de preuve écrite, la valeur d'un seul témoignage et la coïncidence du fait prouvé ne suffisent pas, parce que : testis unus, testis nullus; toute la catégorie des preuves dites en jurisprudence de « présomption » doivent être laissées de côté, à cause de la nature même des faits, etc., etc.

Du Secret Médical et des Assurances sur la vie.
— Voir : Dechambre. — *Le Médecin.* — Devoirs privés et publics, page 193.

Tourdes. — *Dictionnaire Encyclopédique des Sciences médicales.* — Article : Secret Médical. — Troisième série, tome VIII, page 457.

Brouardel. — *Le Secret Médical,* pages 66 et suivantes.

Juhel-Rénoy. — *Vie professionnelle et Devoirs du Médecin,* page 127.

Faut-il ajouter à cette liste : Armengaud, Azam, Galland, Gibert, Legrand du Saulle, Legroux, Marotte, Morand ?

Nous aimons mieux donner purement et simplement cet index bibliographique que d'entrer dans la discussion des divers avis émis par ces auteurs. Ils rapportent tous les débats antérieurs à leurs écrits, mettent en parallèles les opinions des différents juristes et de plusieurs médecins, sans du reste aboutir à des conclusions fermes.

Il paraît d'après la généralité que le devoir dicté aux médecins dans ces sortes d'affaires est tout à fait différent suivant que l'on est le médecin de la famille du préposant, ou le médecin délégué par la compagnie assurante.

Il ne faut pas être peu byzantin pour écrire : si vous êtes médecin de l'individu qui va contracter l'assurance, quelle que soit sa santé, vous lui devez le silence ; et même en supposant qu'il vous délie du secret, ce serait mal agir que de donner des renseignements à la compagnie. Si au contraire, le même individu n'est pas votre client, vous devez par tous les moyens que la science et votre profession mettent à votre disposition déterminer son état de santé générale d'une façon aussi précise que possible, afin d'en informer la compagnie qui vous commet.

Jusqu'à présent nous avions pensé pour notre compte que la loi liait toujours d'une façon uniforme, dans des circonstances données, une personne aux diverses catégories des autres personnes. Cette disposition est d'autant plus variée que le devoir du médecin varie ainsi du tout au tout avec la versatilité de son client.

Les rédacteurs de l'article 378 ne prévoyaient sans doute pas les compagnies d'assurances sur la vie ; c'est dommage pour le texte du Code pénal. Le fait de la possibilité de deux interprétations différentes ou diamétralement opposées concourt bien avec tout ce que nous avons rapporté ci-dessus à démontrer son inanité.

Nous ne croyons pas devoir nous attarder plus longtemps à de semblables bizarreries ; toutefois nous ne saurions passer sans nous élever avec toute l'énergie qui est en nous contre cette assertion de Gallard que le système des assurances sur la vie est « une des sources les plus fécondes de la fortune publique. » Cette proposition ne peut paraître logique que si l'on admet également que les établissements de jeu sont aussi une source de revenu

public. Car les assurances sur la vie, considérées
de bien près et bien intrinsèquement, ne sont pas
autre chose qu'une partie engagée sur la durée
probable d'une existence. Nous savons bien que
par divers systèmes habilement combinés de
remises d'intérêt, de reversement de capital à une
époque fixe l'on a essayé de masquer les apparences.
En réalité dans ces sortes d'affaires on ne doit pas
considérer autre chose qu'un Monsieur qui fait
une série de mises, l'assuré, et un partenaire qui
accepte ces mises, quitte à restituer une somme
déterminée à l'époque de tel événement, c'est-à-dire
le plus généralement de la mort du premier joueur ;
ce dernier élément constitue l'inconnu, le côté
hasardeux de la partie : c'est lui que les joueurs
ont intérêt à déterminer le plus approximative-
ment possible.

Si l'assuré était certain de longévité, il se dirait
probablement qu'au lieu de verser intégralement
et par annuités à une compagnie un capital qu'elle
ne fera que restituer à lui ou à ses héritiers, il a
plus d'avantages à le placer à sa guise et à en
rester toujours le maître disposant. Si, d'un autre
côté, la compagnie savait que la santé précaire du
traitant ne se maintiendra que peu de temps après
la conclusion de leur contrat, elle n'hésiterait pas
à écarter un engagement, qui l'obligera sous peu
à sortir de ses coffres une somme, qui n'y aura
pas été versée. Ces aléas font que celle-ci propose
à son joueur de ne rien faire sans le soumettre
antérieurement à l'examen d'un médecin. Si ce

dernier est instruit et sincère, la compagnie entrera toujours en partie avec de grands avantages sur ses assurés, et elle les conservera toujours à moins d'événements accidentels tout à fait imprévus.

Le jeu est immoral dans toutes les circonstances, car le gain d'un pari ou d'une partie n'est que le résultat de la surprise d'un individu par un autre ; à plus forte raison, doit-on trouver impropre le fait de se constituer conseiller renseignant de l'un des parieurs. A notre avis, les médecins qui signent des certificats destinés aux compagnies d'assurances ne remplissent pas d'autre office.

A cette considération près, nous n'admettrons pas qu'ils puissent subir une contrainte quelconque du secret qu'ils doivent à leurs clients, ni des dispositions de l'article 378, puisque ce sont les clients eux-mêmes qui viennent se soumettre à l'examen pour obtenir les certificats ; et qu'on les remette en mains propres, ou qu'on les envoie directement à la compagnie pour laquelle on agit, c'est tout un : leur consentement doit dispenser de la dissimulation, même en supposant que les certificats soient déplaisants. Il faudra que tôt ou tard on s'habitue pour le bien de l'humanité à faire prévaloir dans la pratique de la vie la théorie de la Vérité pure et simple.

Réclamation d'honoraires. — Même bibliographie que pour le précédent paragraphe. On trouvera surtout dans l'article de Tourdes ou dans le volume de M. Brouardel prévus tous les cas qui peuvent se présenter, et commentés un grand nombre de ceux qui ont eu leur solution devant les tribunaux, avec les opinions des juristes qui ont écrit sur la question et les avis de diverses sociétés de médecins.

Nous n'entrerons pas dans le vif du sujet. M. Brouardel l'ayant particulièrement bien traité, nous ne pourrions mieux faire que d'en rapporter ce qu'il a écrit.

L'article 2272 du Code civil donne au médecin droit de poursuite contre les clients négligents ou de mauvaise volonté : mais chaque cas est très particulier et constitué de toutes pièces par les diverses circonstances qui ont mis le médecin en rapport avec son client : aussi bien sera-ce à chacun à juger la ligne de conduite qu'il aura à suivre : la pauvreté du client peut être une raison majeure d'impossibilité de paiement : la mauvaise volonté sera évidemment moins à ménager. Enfin il peut arriver que des médecins tirent parti de certaines occasions pour exercer des tentatives de chantage par des menaces de diffamation publique comme il en est rapporté quelques cas par les auteurs auxquels nous renvoyons : toutefois il est remarquable que presque tous les arrêts rendus ont eu pour base d'autres textes légaux que ceux de l'inutile art. 378.

Nous avons déjà parlé des redoutables circonstances, où la crainte des maladies contagieuses a inspiré aux législateurs des dispositions réglementaires d'hygiène publique abrogeant partiellement la sanction dudit article.

La loi du 3 mars 1822, conçue et édictée après
l'épidémie de fièvre jaune qui cette année-là ravagea
l'Espagne et le Portugal, ne s'applique qu'aux
maladies pestilentielles exotiques : fièvre jaune,
peste, choléra ; mais sa sanction est formelle :

Art. 13.— « Sera puni d'un emprisonnement de
15 jours à trois mois, et d'une amende de 50 à
500 francs, tout individu qui, n'étant dans aucun
des cas prévus par les articles précédents, aurait
refusé d'obéir à des réquisitions d'urgence pour un
service sanitaire, *ou qui, ayant connaissance d'un
symptôme de maladie pestilentielle, aurait négligé
d'en informer qui de droit. Si le prévenu de l'un
ou l'autre de ces délits est médecin, il sera, en
outre, puni d'une interdiction d'un à cinq ans* ».

En vertu de l'article 25 du décret ministériel
du 4 janvier 1896, ces dispositions restent spécialement applicables aux médecins sanitaires maritimes.

M. Brouardel rapporte dans un des derniers
chapitres de son ouvrage tous les vœux émis par
diverses assemblées, tous les débats, tous les projets qui avaient été présentés à l'autorité publique
avant 1893 pour les déclarations régulières des
causes de décès, et la dénonciation des cas de
maladies infectieuses à mesure de leur apparition.

On s'est, depuis lors, rendu à des raisons supé-
rieures tirées de l'étude de l'hygiène générale et
des moyens de prophylaxie ; et on a institué les
carnets de déclaration de certaines de ces maladies.
Mais rien de nouveau n'a été fait en ce qui con-

cerne les déclarations des causes des décès; les certificats de décès exigés pour la délivrance des permis d'inhumation portent réglementairement les noms des maladies dont sont morts les individus : ces désignations sont très aléatoires comme exactitude surtout dans les grandes villes où existent à cet effet des médecins spéciaux. dits médecins de l'état civil. Ceux-ci. dans la plupart des cas. ont ignoré l'existence de la personne dont ils ont à constater le décès ; ils sont obligés de faire un diagnostic *post mortem*. Chacun sait ce que cela comporte de difficultés par le simple aspect extérieur du cadavre, d'où : l'obligation de se fier aux renseignements obtenus de l'entourage du décédé ou de demander le diagnostic du médecin traitant et de contrôler tout cela par l'examen des ordonnances des matières médicamenteuses employées comme traitement : quelquefois ces dernières sont restées chez le pharmacien et l'on n'a plus que des flacons avec des étiquettes portant un numéro. A la campagne le médecin de l'état-civil n'est autre très souvent que celui qui avait été le médecin traitant : de ce fait disparaît une partie des difficultés.

Dans tout cela il y a en fait violation du secret professionnel. La loi est en opposition avec la loi. Il faut en inférer que. des dispositions ainsi en contradiction. une série au moins se trouve basée sur de faux principes et ne correspond en rien aux besoins sociaux actuels. Le développement des sciences médicales, qui inspire chaque jour les mesures contradictoires, démontre progressivement le mal fondé et l'inutilité des autres. Dans le travail, aux conclusions duquel nous sommes arrivé, nous avons essayé de mettre ce fait en lumière.

CONCLUSIONS

I. Il y a lieu d'abroger purement et simplement l'article 378 du Code pénal.

II. Il y aurait intérêt social à ce que l'état civil de chaque individu comportât, outre les pièces, dont il se compose déjà, une patente de santé individuelle, *carnet* ou *livret sanitaire*.

Le vœu que nous émettons n'a rien d'extraordinaire, ni d'exorbitant ; il est la conséquence naturelle de notre première conclusion : supprimé le secret médical, il faut porter la lumière partout où ce faux dogme protégeait les ténèbres.

De prime abord, l'institution d'une telle pièce peut sembler une violation des droits de l'individu, une atteinte portée à l'intimité de la personnalité. Il n'en est rien : l'Etat est l'ensemble de tous les individus composant la nation, représentés par une collectivité, à qui ils en ont donné mandat, le gouvernement ; de même que chaque individu a droit à l'intime connaissance de soi, ainsi le gouvernement a droit à la connaissance absolue de tous les éléments qui constituent l'Etat, dont il est le mandataire.

Au point de vue moral, c'est bien ainsi qu'on

en juge, et le casier judiciaire n'est pas autre chose
que le carnet individuel, où les autorités constituées et tous les gens, avec qui l'on contracte ou l'on
traite, ont le droit de puiser des renseignements.
A-t-on jamais songé à trouver que c'était là un
document dangereux ?

Quand on s'occupe de la sécurité matérielle du
territoire de la nation, on met de côté tous les
arguments plus ou moins sentimentaux, et carré-
ment l'autorité militaire s'enquiert directement de
la santé et de la vigueur physique des citoyens :
les conseils de révision contraignent tous les
jeunes gens d'un même âge ; chaque année ils ont
lieu presque en public, leurs décisions n'en sont
pas plus secrètes que les motifs sur lesquels elles
s'appuient.

Le livret sanitaire établi et remis entre les
mains de son possesseur mentionnerait un résumé
de son hérédité, dont on trouverait les données
dans les livrets des ascendants. Il serait l'histoire
physiologique et pathologique du sujet, comme
son casier judiciaire est son histoire morale, au
moins dans ses rapports avec la loi. Les médecins
auraient le devoir d'y inscrire à chaque maladie le
diagnostic et les particularités qu'aurait pu com-
porter leur évolution : cette notice serait en double
sur une feuille dont une partie serait détachée
pour être remise aux bureaux de l'Administration,
où le même livret existerait en minutes, pour être
conservé dans les archives et pour servir à établir
des duplicata en cas de perte.

Il serait faux de croire que les résultats des statistiques sanitaires servent seulement à satisfaire la curiosité des savants qui s'occupent des lois biologiques. La découverte de ces lois et de leur coordination peut conduire à des conséquences, dont l'étude et la mise en pratique auraient pour effet d'augmenter la longévité en général, et plus particulièrement d'éviter les accidents morbides. La compulsation des livrets sanitaires fournirait des renseignements précis à ces statistiques.

A propos de syphilis et de mariage, Juhel-Rénoy parle d'un projet qui n'a pas été trouvé exagéré par des hommes compétents. Il s'agirait pour les futurs époux de fournir, comme nous l'avons vu, des certificats de non-syphilis ou des « bons de mariage ». Ces certificats seraient au moins difficiles à établir ; s'il est facile de découvrir la syphilis chez un sujet qui est au commencement de son infection, cela devient beaucoup plus aléatoire plus tard ; à certaines périodes le mal est muet et ne laisse aucun stigmate ; de plus, les accidents du tertiarisme peuvent parfaitement être méconnus, surtout lorsque le porteur a intérêt à tromper sur leur nature. Avec le livret sanitaire cela deviendrait d'une simplicité primordiale.

En principe on ne peut pas ne pas admettre que deux individus, sur le point de s'unir en vue de la procréation, n'aient pas le droit d'avoir des exigences réciproques sur l'intégrité de leur passé pathologique.

Le principal argument à l'appui du secret médical est la confiance que l'homme de l'art doit inspirer au malade : on dit que la crainte de la divulgation d'un fait criminel peut mettre l'individu en danger de mort, qu'il y aura toujours des gens qui aimeront mieux mourir que de perdre leur honneur et celui de leur famille entière. Nous n'accordons pas à ce raisonnement toute la valeur qu'on lui attribue. Le criminel, placé entre la mort et le châtiment légal, redoutera presque toujours la première éventualité plus que toute autre chose. L'individu, déshonoré à ses propres yeux, peut avoir certainement quelques froissements d'amour-propre à voir sa honte devenir publique ; mais, à notre sens, c'est trop faire de concessions à une entité morale peu estimable que de mettre un tel inconvénient en balance avec des mesures d'utilité publique et d'une utilité de premier chef.

Nous entendons objecter que les fraudes seraient faciles, et que les syphilitiques par exemple, puisque c'est eux qui, le cas échéant, auraient le plus de dommages à redouter de l'inscription de leur infection sur leurs livrets, pourraient se soustraire facilement à cette notification. En punissant ces fraudes d'une sanction quelconque, elles ne seraient pas plus fréquentes que ne le sont actuellement les avortements criminellement provoqués. La syphilis est presque aussi difficile à cacher qu'une grossesse ; elle laisse à l'organisme des stigmates dont les traces peuvent disparaître un certain temps, mais qui presque toujours réapparaissent avec une inéluctable fatalité. Du reste, mis à part les médecins et ceux qui ont des accointances avec la science médicale, quels sont ceux qui voudraient encourir les risques de terribles désordres de santé pour se réserver des avantages la plupart du temps improbables ?

Le livret sanitaire devrait, pour être complet et parfait, relater précises et détaillées les causes de la mort de son propriétaire. Ces notions ne pourraient être acquises que par les autopsies des individus. Peut-être qu'un jour, au lieu de parler de fours crématoires, on s'occupera d'installer dans chaque cimetière communal un pavillon, où des médecins désignés ad hoc procéderont à toutes les nécropses avant l'inhumation des décédés. Les résultats ainsi obtenus rempliraient la dernière page du livret sanitaire. L'on pourrait inscrire sans ironie sur le frontispice de ces pavillons ce que l'on lit dans le grand amphithéâtre de la Faculté : Ad cœdes hominum prisca amphitheatra patebant, ut longius vivere discant nostra patent.

De telles mesures seraient d'un grand profit pour la science : on ne saurait trop songer que c'est elle seule, qui, par ses progrès incessants, conduit l'humanité à travers ses évolutions vers un plus grand bien-être. Devant de telles considérations, le respect des mœurs établies et des préjugés, qui n'ont eu pour base que l'ignorance, paraît bien peu de chose. Dans un État qui s'enorgueillit du nom de République, les citoyens ne doivent pas, ne peuvent pas avoir des secrets réciproques ; la notoriété pour chaque individu de ce qui en concerne spécialement un autre est un droit social. Ce n'est que lorsque ce droit prévaudra dans la pratique qu'on sera sur le chemin d'une homogénéité toujours ascensionnelle vers une plus grande perfection.

FAC - SIMILE

D'UN

MODÈLE DE LIVRET

Nous ne prétendons pas fixer ici un modèle irréprochable et définitif ; nous voulons seulement donner une idée de la façon dont on pourrait concevoir ces Livrets sanitaires.

SERVICE SANITAIRE PUBLIC

Livret individuel

Nom :

Prénoms :

EXTRAIT DU RÈGLEMENT

Art. I. — Le présent livret est personnel et inaliénable.

Art. II. — Lors d'une déclaration de naissance, il sera, après inscription des déclarations, remis par l'autorité municipale aux parents du nouveau-né.

Art. III. — Il sera aussitôt après présenté au visa du médecin ou de la sage-femme qui auront assisté à l'accouchement.

Art. IV. — Tout médecin consulté aura le droit d'exiger la présentation du livret, d'y apposer sa signature et d'y inscrire les indications qu'il jugera utiles, à condition d'en informer l'Administration. Le porteur du livret pourra faire contrôler l'exactitude de ces indications ; un arbitre compétent sera spécialement désigné à cet effet par l'Administration. Ce contrôle sera gratuit.

Art. V. — En cas de perte, déclaration devra en être faite immédiatement à l'Administration, qui, après procès-verbal, avisera à l'établissement d'un second exemplaire. Le coût de ce second livret sera à la charge du demandeur. Une négligence notoire et dûment établie sera punie d'amende.

Art. VI. — Les prêts, échanges, vols ou aliénation du livret seront poursuivis conformément à la loi.

Art. VII. — . . . .
. . . .

Art. N. Sanctions.

Nom :

Prénoms :

Lieu de naissance :

Date de la naissance :

Date du décès :

Partie à détacher pour être remise à
l'administration.

. . . .

Observations particulières
à la naissance

Observations particulières
à la naissance

Résultats de l'autopsie

Résultats de l'autopsie

D. — 4.

Ascendants

Père

Nᵒ   du
Livret sanitaire

Date de la naissance :

____

Indications succinctes des particularités pathologiques :

____

Date du décès :

Mère

Nᵒ   du
Livret sanitaire

Date de la naissance :

____

Indications succinctes des particularités pathologiques :

____

Date du décès :

Collatéraux

1°

2°

3°

4°

5°

6°

De la naissance à 21 ans

Partie à détacher pour être remise
à l'administration :

Indications générales

Séjours :

Mode d'allaitement :

Vaccination antivariolique :

Dentition :

Age de la Marche :

Indications particulières

Indications générales

Séjours :

Mode d'allaitement :

Vaccination antivariolique :

Dentition :

Age de la Marche :

Indications particulières

De la naissance à 21 ans

Partie à détacher pour être remise à l'administration.

Indications générales

Séjours :

Revaccinations :

Scolarité :

Indications générales

Séjours :

Revaccinations :

Scolarité :

Indications particulières

Indications particulières

Service militaire

Partie à détacher pour être remise à l'administration.

Indications générales

Désignation du corps :

Date de l'arrivée au corps :

Séjours :

Cause de réforme .

Indications particulières

Indications générales

Désignation du corps :

Date de l'arrivée au corps :

Séjours :

Cause de réforme :

Indications particulières

Service militaire

Partie à détacher pour être remise
à l'administration.

Date du congé :

Date du congé :

Au-dessus de 21 ans

Parti à détacher pour être remise à l'administration.

Indications générales

Profession :

Séjours :

État de { Célibat :
         { Mariage :

Indications particulières

Enfants :

Indications générales

Profession :

Séjours :

État de { Célibat :
         { Mariage :

Indications particulières

Enfants :

Au dessus de 21 ans

Partie à détacher pour être remise à l'administration.

Indications générales

Profession :

Séjours :

État de { Célibat :

Mariage :

Indications particulières

Enfants :

Indications générales

Profession :

Séjours :

État de { Célibat :

Mariage :

Indications particulières

Enfants :

Au-dessus de 21 ans

<table>
<tr><td>Indications particulières</td><td>Partie à détacher pour être remise à l'administration.

Indications particulières</td></tr>
<tr><td>Enfants :</td><td>Enfants :</td></tr>
</table>

Les livrets des femmes ne différeraient de ceux des hommes que par leurs divisions.

La première division comprendrait le temps écoulé depuis la naissance jusqu'à la ménorrhée.

La deuxième, qui serait de beaucoup la plus digne de soins, s'étendrait depuis la ménorrhée jusqu'à la ménopause.

La troisième de la ménopause à la mort.

Août-Septembre 1900.

LILLE. — IMPRIMERIE LE BIGOT FRÈRES.

31. Rivet (Dr Ad.). — **La gravelle**, *hygiène, régime, trai-
    tement*. 1 vol. de 105 pages.

32. Monin (Dr Ernest). — **Hygiène et traitement curatif
    des maladies vénériennes.** 1 vol. de VII-118
    pages.

33. Rocé (Paul). avocat à la Cour d'Appel de Paris. —
    Jurisprudence pharmaceutique 1 vol. de 176
    pages

34. Massy (Dr A.). — **Formulaire clinique d'électro-
    thérapie spéciale et appliquée.** 1 vol. de 174
    pages.

35. Vigenaud (Dr E.). — **La Tuberculose, sa prophy-
    laxie. son traitement.** 1 vol. de 166 pages.

36. Gélineau (Dr). — **Les Déséquilibrés des jambes.**
    1 vol. de 120 pages.

37. Bloch (Dr Maurice). — **La vaccination préventive
    de la tuberculose par la famille ou par la
    méthode des congénères.** 1 vol. de 188 pages.

38. Barbary (Dr F.). — **Autour des berceaux.**

39 et 40. Barnay (Dr). — **Les alcaloïdes usuels.** *Alca-
    loïdes, glucosides et principes actifs tirés du
    règne végétal.* 2 vol. de 180 et 186 pages.

41. Cassedebat (Dr P. A). — **De l'entraînement et de ses
    effets chez le fantassin.** 1 vol. de 120 pages (1901).

42. Vibert (Dr Louis). — **L'appendicite, sa pathogénie,**
    avec une préface du Dr Lucas Championnière.
    1 vol. de 104 pages (1901).

43. Petit (Dr A.). médecin-major de 1re classe. — **Confé-
    rences sur l'alcoolisme,** avec une préface de
    M. E. Vallin, ancien médecin-inspecteur des
    armées, membre de l'Académie de Médecine.
    1 vol. de 224 pages (1901).

44. Duchateau (Dr). — **Le guide de la mère de famille.**
    1 vol. de 222 pages (1902).

45. Dauchez (Dr). — **Nouveau formulaire magistral de
    consultations infantiles.** 1 vol. de 218 pages (1902).

46. Butte (Dr). — **L'alimentation lactée chez le nou-
    veau-né.** 1 vol. de 144 pages (1903).

En vente à la Société d'Editions scientifiques et littéraires

BIANCHON (Horace). — **Nos grands médecins d'aujourd'hui.** Illustrations par F. Desmoulin et Protit. 1 vol. grand in-8 de 490 pages, avec portraits, broché. . . . . 10 fr.

BIANCHON. — **Les causeries de Bianchon.** Préface d'Henri LAVEDA. 1 vol. in-8 de VII-380 pages, broché . . . . 4 fr.

COQUERELLE (Jules), docteur en médecine. — **Histoire critique de la chirurgie antiseptique, ses origines et son évolution, Joseph Lister, sa vie, son œuvre.** 1 vol. in-16 de XII-125 pages, avec portrait et autographe de Joseph LISTER, broché. . . . . 3 fr.

CROUIGNEAU (Dr Georges). — **Promenades d'un médecin,** préface de M. DUJARDIN-BEAUMETZ, membre de l'Académie de médecine, médecin des hôpitaux de Paris. 1 vol. in-8 de VIII-514 pages, avec 221 gravures, dont 7 hors texte et 3 cartes, broché . . . . 7 fr. 50

DÉCUGIS (Dr), médecin principal de la marine en retraite, Chevalier de la Légion d'honneur. — **Le médecin et les merveilles de la médecine contemporaine.** 1 vol. in-12 . . . . 4 fr.

DUPOUY (Dr Edmond). — **Le moyen âge médical.** 1 volume in-18 de VII-372 pages, broché . . . . 5 fr.

FIESSINGER (Dr Ch.), correspondant de l'Académie de médecine. — **La thérapeutique des vieux maîtres,** deuxième édition revue et augmentée, 1 volume in-8 de 368 pages, broché. . . . . 7 fr. 50

GARRULUS (Dr). — **Les gaietés de la médecine,** avec préface du Dr E. MONIN. 1 vol. in-18 de XIII-338 p., cartonné. 4 fr.

GRASSET (Dr Hector). — **Le transformisme médical.** *L'Evolution physiologique.* 1 vol. in-18 de 548 pages, br. 6 fr.

GRELLETY (Dr). — **Causeries pour les médecins (deuxième série), questions professionnelles.** 1 vol. in-18 de 262 p. broché. . . . . 4 fr.

MATHOT (Dr). — **Les fumisteries à la salle de garde,** nombreux dessins de A. Collombar. 1 vol. in-12 de 224 pages, broché . . . . 5 fr.

MONIN (Dr Ernest). — **Les propos du docteur.** 1 vol. in-18 de XI-352 pages, cartonné, 6 fr. ; broché . . . . . . 5 fr.

NOEL (Eugène), bibliothécaire de la ville de Rouen. — **Rabelais médecin, écrivain, curé, philosophe,** avec un portrait inédit de Rabelais, gravé à l'eau-forte par A. ESNAULT. 1 vol. in-18 raisin . . . . 3 fr.

PAUTHIER (Dr H.), de Senlis. — **Les récréations d'un praticien.** 1 vol. in-16 de 148 pages, broché . . . . 2 fr.

PAUTHIER (Dr H.), de Senlis. — **Les loisirs d'un praticien,** préface du Docteur E. MONIN. 1 volume in-18 de 164 pages, broché. . . . . 2 fr.

PEINARD (Dr). — **La profession médicale en France.** 1 vol. in-18 de 246 pages, broché. . . . . 3 fr. 50

SPALIKOWSKI (Dr Ed). — **Ame de médecin.** Préface de Maurice BOUCHOR, 1 vol. in-12 de 98 pages, broché . . . 1 fr. 50

TONDEUR (H.). — **Récits de la vie médicale.** 1 vol. in-18 de 200 pages, broché . . . . 3 fr.

LILLE. — IMPRIMERIE LE BIGOT FRÈRES.